Peter Kruck

ALCOHOL

Peter Kruck

ALCOHOL

*Alles, was Sie
darüber wissen
sollten*

Herbig

Besuchen Sie uns im Internet unter
www.herbig-verlag.de

© 2006 F. A. Herbig Verlagsbuchhandlung GmbH, München
Alle Rechte vorbehalten
Umschlaggestaltung: Wolfgang Heinzel
Illustrationen von Claudia S. Sanna
Redaktion: Dr. Rainer Schöttle Verlagsservice, Neufinsing
Herstellung und Satz: VerlagsService Dr. Helmut Neuberger
& Karl Schaumann GmbH, Heimstetten
Druck und Bindung: GGP Media GmbH, Pößneck
Printed in Germany
ISBN 3-7766-2462-0
ab 1. 1. 2007: ISBN 978-3-7766-2462-5

Inhalt

Teil 1: Chemie und Geschichte

5

9

Teil 4: Recht und Ordnung

Teil 5: Der Traubensaft

Teil 6: Getreideprodukte

Teil 7: Harte Sachen

Teil 8: Dies und das und natürlich auch jenes

Teil 9: Eine Umfrage

Ein Vorwort

oder: Salbungsvolle Worte vorneweg

> Als ich von den schlimmen Folgen des
> Trinkens las, gab ich sofort das Lesen auf.
>
> Henny Youngman, *amerikanischer*
> *Schauspieler, 1906–1998*

Sie möchten also mehr über den Alkohol erfahren. In der Tat ein interessantes Thema. Lassen Sie mich aber zuerst – aus gegebenem Anlass – eine Warnung aussprechen. Denn noch ist es früh genug.

Nach der Lektüre dieses Buches wird nichts mehr so sein, wie es mal war. Denn Sie wissen ja: Wissensaufbau ist ein irreversibler Prozess. Oder wie es der Volksmund so gern formuliert: Man kann einen Dummen schlauer machen, aber einen Schlauen nur sehr schwer wieder dumm. Bitte beachten Sie: Sie werden, sofern Sie weiterlesen, genau wissen, was der Alkohol mit Ihnen und Ihrem Körper anstellt. Und sagen Sie dann hinterher nicht, ich hätte Sie nicht gewarnt.

Und das erwartet Sie auf den nächsten Seiten:

Sie werden erfahren, warum man überhaupt betrunken wird, warum man erst lustig und dann peinlich wird, und natürlich auch, warum es Ihnen nach ausgiebigem Genuss am Tag danach so dreckig geht.

Ich werde Sie darüber aufklären, ab welcher Menge es kritisch wird. Wie viel man in welchen Abständen trinken darf, und was Herz und Leber davon halten.

Und natürlich auch, was Sucht bedeutet, welche Symptome sie definieren und welche Phasen der Abhängigkeit es gibt. Und, das darf natürlich nicht fehlen, was man tun kann, wenn das Kind bereits in den Brunnen gefallen ist.

Aber keine Angst: Die schönen Inhalte überwiegen. Sie werden erfahren – wenn Sie es nicht schon lange wissen – wie Alkohol entsteht, wie er uns bei der Menschwerdung begleitet hat und was er auch an positiven Effekten bewirken kann.

Sie werden am Ende den Unterschied zwischen Bordeaux und Cabernet Sauvignon kennen, erfahren, warum Guinness dunkler ist als Pils und wann man Whisk(e)y mit und ohne »e« schreibt. Warum Asiaten häufig wenig vertragen, welche Rolle der synaptische Spalt beim Rausch spielt und warum der Alkohol, wenigstens beim Mann, das Wollen forciert, aber das Können hemmt. Und vieles, vieles mehr.

Kritische Menschen aufgepasst: Nein, dieses Buch ist kein Plädoyer für Chaos, Trunksucht und ungehemmten Alkoholmissbrauch, auch wenn es der eine oder andere vielleicht gern so sehen würde. Aber es verteufelt die »beliebtesten Prozente der Welt« auch nicht unnötig. Es richtet sich an die Menschen, zweifellos der Großteil der Bevölkerung, die gern mal ein Gläschen zu sich nehmen, ab und an wohl auch mal eines zu viel, und deswegen einfach mehr über dieses hochspannende Beziehungsgeflecht zwischen Gaumenlust und Leberlast erfahren möchten.

Der geneigte Leser möge mir verzeihen, wenn ich das eine oder andere Mal auf den ersten Blick vielleicht zu sehr verharmlose und mit dem Suchtmittel Nummer eins eventuell zu nachsichtig umgehe. Aber schließlich wollte ich Spaß beim Schreiben haben und Sie ja wohl hoffentlich auch beim Lesen.

Fakt ist: Circa drei Viertel der Deutschen trinken mindestens einmal wöchentlich alkoholische Getränke. Und der absolute Großteil geht mit diesem Zeug weitgehend verantwortungsvoll um. Und an diese Menschen richtet sich dieses Buch. Denn sie, also Sie, haben schließlich ein Recht darauf, objektiv und ohne unnötig erhobenen Zeigefinger mehr über dieses hochinteressante Produkt zu erfahren.

Also los geht's.

Ach, eines noch: Wenn Sie dieses Buch ausgelesen haben, dann verfahren Sie bitte wie folgt: Suchen Sie ein schönes Plätzchen in Ihrem Regal und stellen Sie es dort griffbereit ab. Denn Sie werden sicher ab und an noch einmal an der einen oder anderen Stelle nachschlagen.

Was ich damit sagen will: Bitte verkaufen Sie dieses Buch nicht bei ebay. Das drückt nur unnötig den Preis. Und verleihen Sie es auch nicht, denn Sie wissen ja, in welchem üblen Zustand verliehene Bücher häufig zurückgegeben werden ... wenn überhaupt. Und wenn Sie meinen, irgendjemand aus Ihrem sozialen Umfeld solle sich mit diesem Thema einmal ausführlich auseinander setzen, so schicken Sie die betreffende Person doch einfach in eine Buchhandlung Ihrer Wahl oder schenken Sie ihr ein Exemplar. Denken Sie bitte im übertragenen Sinne an Sepp Herberger: Nach Weihnachten ist ja immer irgendwie auch vor Weihnachten.

Peter Kruck

Teil 1:
Chemie und Geschichte

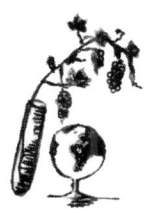

Vorneweg: Harte Fakten
über harte Sachen

oder: Muss man das wirklich wissen?

B evor wir uns den wirklich interessanten Sachen
widmen, werfen wir einen Blick auf den chemischen Steckbrief des Stoffes, um den es sich in diesem
Buch dreht:

- chemische Bezeichnung: Ethanol oder Äthanol, auch Äthylalkohol,
- chemische Summenformel: C_2H_5OH,
- der Schmelzpunkt: ca. $-114{,}5°$ C,
- der Siedepunkt: ca. $78{,}3°$ C,
- Molekülmasse: 46,07,
- Dichte: 0,79 g/ml,
- Energiegehalt: 29,6 kJ/g (= 7,07 kcal/g),
- Beschreibung: Es handelt sich um Kohlenwasserstoff-Verbindungen mit einer Hydroxylgruppe, die nicht direkt an einen aromatischen Ring oder eine C=O-Gruppe gebunden ist.

Sie haben natürlich völlig Recht: Das muss man
selbstverständlich nicht wirklich wissen, aber irgendwie gehört es doch dazu.

Die Entstehung

oder: Die alkoholische Gärung als
Grundbaustein des Lebens

Der Prozess der alkoholischen Gärung wird in der Natur auch ohne die Hilfe des Menschen bereits seit etwa zwei Milliarden Jahren erfolgreich durchgeführt. Der Vorgang ist so simpel wie effizient: Hefepilze wandeln Zucker um in Kohlensäure und Alkohol.

Nicht, dass ich Ihnen bereits jetzt den Appetit verderben möchte, aber genau genommen ist Alkohol eine Ausscheidung der Hefepilze. Also etwas Ähnliches wie das, was von uns regelmäßig via Kanalisation entsorgt wird.

Aber zurück zu Hefepilz, Zucker und Alkohol: Der bei der Umwandlung ablaufende Prozess steht für einen der Grundvorgänge des Lebens. Ohne die Zersetzung von Stoffen und den daraus resultierenden Neuaufbau organischer Substanzen wäre das Leben in der uns bekannten Form auf der Erde undenkbar.

Der Name »Alkohol«

oder: Ausgerechnet die Araber

Der Name »Alkohol« wurde vom arabischen »al-kuhl« abgeleitet, das übersetzt so viel bedeutet wie »das Feinste, das Beste«. Wie man weiß und wie in diesem Buch noch ausführlich beschrieben wird, hat der Prophet Mohammed seiner Glaubensgemeinschaft den Verzicht auf geistige Getränke unmissverständlich nahe gelegt. Daher wird es niemanden verwundern, dass die Bezeichnung »al-kuhl« ursprünglich nichts mit dem hier behandelten Stoff zu tun hatte. Vielmehr wurde in der arabischen Welt mit diesem Begriff eine aus Antimon zubereitete Augenschminke benannt. Auf verschlungenen Wegen, wahrscheinlich über die im Mittelalter arabisch besetzte iberische Halbinsel, gelangte der Begriff in die mittelalterliche Alchimie, wo er ursprünglich für ein feinpulvriges Substrat stand.

Erst im 16. Jahrhundert übertrug der Alchimist und Philosoph Theophrastus Bombastus von Hohenheim, besser bekannt als Paracelsus, diesen Begriff erstmalig auf den Weingeist. Paracelsus ist übrigens derjenige, dessen berühmtester und auch für dieses Werk nicht zu vernachlässigender Ausspruch lautet: »Alle Ding' sind Gift und nichts ohn' Gift; allein die Dosis macht, das ein Ding' kein Gift ist.«

Umgangssprachlich wurde der Begriff Alkohol aber erst zu Beginn des 19. Jahrhunderts geläufig, als er allmählich über die Verwendung in der chemisch-technischen Fachsprache den Weg in die Alltagssprache fand.

Der Urknall

*oder: Vom zufälligen Konsum
zur Massenproduktion*

Der Alkohol ist das einzige Sucht- oder auch Genussmittel, das ohne das Zutun des Menschen nahezu an jedem Ort der Welt von allein entsteht. Es ist sehr wahrscheinlich, dass zufällig vergorene Früchte und vor allem ihre Wirkung den Menschen quasi von Beginn seiner Menschwerdung an begleitet haben.

Ur- und Frühgeschichtler gehen davon aus, dass der Mensch ungefähr zu der Zeit, als ihm einfiel, Landwirtschaft zu betreiben (in der Phase der so genannten neolithischen Revolution, ca. 6000–2200 v. Chr.), auch etwas anderes entdeckte. Nämlich dass man die Herstellung von Alkohol nicht nur dem Zufall bzw. der Natur überlassen muss, sondern sie durchaus auch selbst in die Hand nehmen kann.

Als erster Rohstoff für die organisierte Produktion von Alkohol diente wahrscheinlich Honig – der hohe Zuckergehalt erleichterte die Herstellung erheblich.

Rausch und Religion

oder: Vom Spiritus zur Spiritualität

Die Karriere des Alkohols ist schon seit grauer Vorzeit untrennbar mit der Durchführung kultischer Handlungen verknüpft. Die Bewusstseinsveränderungen, die der Konsum von Alkohol (und natürlich auch anderer Rauschmittel) zwangsläufig mit sich bringt, machte ihn bei der Durchführung religiöser Rituale unverzichtbar. Im Rausch fühlten und fühlen sich Priester und Schamanen bei der vermeintlichen Kontaktaufnahme mit Göttern, Ahnen oder sonstigen Adressaten für unerfüllte Wünsche und dringend erforderliche Hilfestellungen am nächsten. Und bis heute hat sich an dieser Praxis wenig geändert. Wenn auch weniger durch die unmittelbare Inanspruchnahme einer entsprechenden Wirkung, so findet doch der Wein in der christlichen Liturgie wenigstens noch symbolische Berücksichtigung. Aber auch dazu später selbstverständlich mehr.

Ein knappes Gut

*oder: Warum soll man trinken,
was man auch essen kann?*

Die Pioniere der organisierten Produktion alkoholhaltiger Getränke standen vor einem nicht unerheblichen Problem: Für die Herstellung wurden stärke- bzw. zuckerhaltige Stoffe benötigt. Dummerweise waren diese ursprünglich wichtige Grundnahrungsmittel. Um den Fortbestand der eigenen Spezies nicht leichtsinnig zu riskieren, standen, rationale Entscheidungen einmal vorausgesetzt, nur Nahrungsüberschüsse zur Produktion von Alkohol zur Verfügung. Das führte dazu, dass alkoholische Getränke nur zu besonderen Anlässen, wie eben bei der Durchführung kultischer Handlungen, konsumiert wurden – ein Luxusgut eben.

Das »monument bleu«

*oder: Die Grundsteinlegung für einen
florierenden Industriezweig*

Im Zweistromland zwischen Euphrat und Tigris, heute nicht gerade eine Hochburg des Alkoholkonsums, siedelte mit den Sumerern vor mehreren Tausend Jahren (genauer: ca. 4000–2000 v. Chr.) ein Volk, das trotz zeitlicher und geografischer Differenzen zwei wesentliche Merkmale mit dem deutschen Volk gemeinsam hat. Zum einen spielte Bier eine wichtige Rolle auch in ihrer Gesellschaft. Darüber hinaus erfassten sie gern – auch diese Neigung ist uns Deutschen nicht ganz abzusprechen – akribisch und bürokratisch wichtige und wahrscheinlich auch weniger wichtige Vorfälle.

Dieser Tatsache jedenfalls verdanken wir das älteste Dokument der Weltgeschichte, das sich mit der Zubereitung alkoholhaltiger Getränke befasst. Das »monument bleu«, benannt nach seinem Entdecker, einem Monsieur Bleu, ist etwa fünftausend bis sechstausend Jahre alt. Es besteht aus mehreren Tontafeln, auf denen dargestellt ist, wie Getreide enthülst, zu Fladen verbacken und daraus schließlich Bier hergestellt wird.

Wer sich selbst ein Bild machen möchte: Die Originale sind im Louvre in Paris zu bewundern.

Die Ursuppe

oder: Was trank man denn nun damals?

Man kann davon ausgehen, dass es sich bei dem Ur-Bier um eine ziemlich trübe Brühe gehandelt hat. Darstellungen aus jener Zeit zeigen, wie das Bier damals getrunken wurde: nämlich mit Hilfe langer Trinkhalme. Ein untrügliches Indiz dafür, dass wohl einige Feststoffe darin herumschwammen. Hergestellt wurde das Ur-Bier aus Emmer, einer dem Dinkel ähnlichen Getreideart. Auch Gerste wurde schon damals – wie auch heute noch – verwendet. Das mildere Getränk aus Emmer wurde mit Honig und Zimt gewürzt und war eher den Damen vorbehalten, die Herren entschieden sich dereinst überwiegend für die herbere Gerstenvariante.

Das Bier im Gilgamesch-Epos

*oder: Die Schöpfungsgeschichte
einmal ganz anders*

Ungefähr in der Zeit der Sumerer entstand die älteste Heldengeschichte der Welt, die berühmte Gilgamesch-Sage. Beim Lesen wird klar: Schon viele Jahrtausende vor Darwin haben sich schlaue Köpfe damit auseinander gesetzt, wie denn wohl aus dem Affen der Mensch entstand.

Hier die Erklärung der Darwin-Ahnen des dritten vorchristlichen Jahrtausends: In der mesopotamischen Steppe lebte der wilde Enkidu, ein zottiges Wesen, und fraß Gras um die Wette mit den Gazellen. Zu ihm wurde von König Gilgamesch eine Dame entsandt, um ihn Kultur – oder wie man heute sagt:

Mores – zu lehren. Das war wohl auch dringend nötig, denn:

> *Enkidu weiß nicht, wie man Brot isst; er versteht nicht, Bier zu trinken. Da tat die Dirne ihren Mund auf und sprach zu Enkidu: Iss das Brot, Enkidu, das gehört zum Leben. Trinke das Bier, wie es im Leben Brauch ist!*

Enkidu aß nun das Brot, bis er satt war. Dann trank er das Bier, und zwar so lange, bis sieben Krüge leer waren. Als er nun so richtig schön voll war …

> *Da entspannte sich sein Inneres und er ward heiter. Sein Herz frohlockte und sein Angesicht strahlte. Er wusch sich den zottigen Leib mit Wasser, salbte sich mit Öl – und ward ein Mensch.*

Lang, lang ist's her! Früher war wohl wirklich vieles besser. Wer wird denn heute noch von (s)einer Frau zum Biertrinken aufgefordert? Und erlebt dann, nach sieben Krügen Bier, seine Menschwerdung?

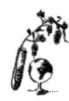

Bier – Wein: 1:0

oder: Haltbarkeit ist Trumpf

Parallel zur Etablierung der Bierproduktion aus Getreide avancierte auch die Herstellung von Wein aus Obst, Honig oder natürlich auch Trauben zum Tagesgeschäft. Aber das Bier hatte gegenüber dem Wein einen entscheidenden Vorteil: die bessere Haltbarkeit.

Die frischen Früchte, die für die Produktion von Wein erforderlich waren, mussten schnell verarbeitet werden. Während Weine und Honigweine nach einiger Zeit durch weitere Gärungsprozesse zu Essig wurden, konnte man getrocknetes Getreide lange Zeit aufbewahren, um es erst im Bedarfsfall zu Bier zu verarbeiten. Dadurch waren alkoholische Getränke immer verfügbar und durch die Einfachheit der Herstellung nicht nur einer privilegierten Schicht zugänglich.

Damals galt: Bier den Hütten, Wein den Palästen! Offensichtlich wurde schon vor Tausenden von Jahren der Grundstein dafür gelegt, dass noch heute der Konsum von Wein gern als etwas Edles, Stilvolles und Vornehmes betrachtet wird, wohingegen der Genuss von Bier eher von einfachen und bodenständigen Menschen erwartet wird. Noch heute trennen nicht selten Bier- und Weintrinker dieselben Gräben wie in den Siebzigern die Anhänger der Beatles und der Stones oder wie heutzutage die Anhänger des FC Bayern München und die aller anderen Fußballclubs.

31

Der Dyonisoskult

oder: Der Alkohol macht Karriere

Dann stagnierte die Geschichte des Alkohols mehrere tausend Jahre, bis im phrygischen Reich (das war so gegen 800 v. Chr. in Kleinasien) der Dyonisoskult eingeführt wurde. Die Ausübung dieses Kultes durfte nur im Rausch geschehen; dem Konsum von Wein kam somit eine besondere Bedeutung zu. Die Griechen übernahmen diesen Kult und sorgten folglich während der Blüte ihrer meist hoch stehenden Kultur für eine Förderung des Weinanbaus.

Perfektioniert wurde dieser orgiastische Kult von den alten Römern. Wie man weiß, standen die Römer für das wahrscheinlich größte Plagiat der Weltgeschichte. Mangels eigener religiöser Kreativität übernahmen sie kurzerhand das gesamte, hochkomplexe System griechischer Götter, Mythen und Rituale. Um sich wenigstens geringfügig einzubringen, verpassten sie kurzerhand den Gottheiten neue Namen. Und so wurde aus dem griechischen Dionysos im Handstreich der römische Bacchus. Nach ihm benannt sind die Bacchanalien – exzessive Orgien, in denen der Alkoholkonsum neben anderen unsittlichen Aktivitäten eine Hauptrolle spielte. Sie prägen noch heute in den Köpfen vieler Menschen das Bild jener Zeit. Und das, verlässliche Quellen belegen dies, nicht ganz zu Unrecht.

Die Germanen

oder: Über die Trinkfreudigkeit unserer Urahnen

Bleiben wir noch in den alten Zeiten und werfen wir einmal einen Blick über den großen Erdwall, uns aus dem Geschichtsunterricht auch als Limes bekannt. Auch auf der östlichen Seite des Rheins war der Konsum geistiger Getränke nicht unbekannt. Möchte man sich ein Bild über die Wurzeln des deutschen Volkes machen, so schaut man in der Regel bei Cornelius Tacitus nach, dem großen römischen Geschichtsschreiber, der in seiner »Germania« aus dem Jahre 98 n. Chr. Folgendes zu berichten wusste: »Gelage und Gastlichkeit schätzt wohl kein anderes Volk so ohne Grenzen«. (Und das von einem an orgiastische Feierei gewöhnten Römer!) Tacitus gelingt dann eine genaue Schilderung des angeblich so anstrengenden und gefährlichen Lebens unserer germanischen Vorfahren:

Gleich nach dem Schlafe, den sie gewöhnlich bis in den Tag ausdehnen, baden sie. Dann gehen sie an ihre Geschäfte und nicht minder oft in Waffen zu Gastgelagen. Tag und Nacht in einem fort zu zechen, gereicht keinem zur Schande. Die unter Berauschten natürlich häufigen Zänkereien enden selten bloß mit Schimpfreden, häufiger mit Mord und Blutvergießen. Zum Getränk dient ihnen ein Aufguss aus Gerste oder Korn, zu einiger Ähnlichkeit mit Wein gegoren. Wollte man

33

ihrer Trinksucht willfahren, indem man ihnen
gäbe, so viel sie begehrten, so würden sie mindes-
tens ebenso leicht durch Laster als durch Waffen
zu besiegen sein.

Nun, den empirischen Beweis dieser abschließend
von Tacitus angeführten Hypothese ist, wie bekannt,
die Geschichte schuldig geblieben.

Das gute alte Mittelalter
oder: Die Entdeckung des Konzentrats

Aus Sicht des Chronisten der Alkoholgeschichte
herrschte nun ungefähr tausend Jahre eine
unspektakuläre Ruhe. Allenfalls der ruhmreiche Karl
der Große (747–814) sollte auch hier erwähnt werden. Denn neben zahlreichen anderen Verdiensten ist
ihm auch der Ausbau des Weinhandels zuzuschreiben.
Im Hochmittelalter (darunter versteht man gemeinhin so ungefähr den Zeitraum zwischen 1150 und
1350 n. Chr.) rückte eine interessante Technik aus
dem arabischen Raum in den Mittelpunkt allen for-
schenden Interesses. Das hat mit dem Aufschwung
der Alchimisten zu tun, die die Suche nach der Quinta Essentia zu ihrer Hauptaufgabe erklärten. Quinta

Essentia? Ist nach Erde, Wasser, Feuer und Luft das sagenumwobene fünfte Element des Mittelalters. Es wurde zwar nie gefunden, aber im Zuge der Suche gelangten Geräte zur Destillation von ätherischen Ölen aus dem Orient nach Westeuropa, und sie wurden verwendet, um den mehr oder weniger reinen Alkohol aus Wein zu extrahieren.

Da sich die Alchimisten eher der Heilkunst als dem Trinksport verpflichtet fühlten, blieb der reine Alkohol lange Zeit medizinischen Zwecken vorbehalten. Aber auch in der Medizin wurde dieser Stoff nicht nur als Konservierungs- und Desinfektionsmittel verwendet, sondern auch, um Krankheiten der Psyche zu lindern.

Die Mönche und das Bier

oder: Brauen im Auftrag des Herrn

Bereits vor der ersten Jahrtausendwende begannen Mönche mit dem Bierbrauen. Der Grund: Es wurde ein nahrhaftes und wohlschmeckendes Getränk, vor allem für die Fastenzeit, gesucht. Denn um die Selbstgeißelung in der Fastenzeit nicht zu übertreiben, wurde kurzerhand folgender pragmatischer Beschluss gefasst: Liquida non frangunt ieunum – Flüssiges bricht das Fasten nicht.

Als Folge der konsequenten Umsetzung dieser schönen Regel nahm der Bierverbrauch (und nicht selten auch der Mönch) bemerkenswerte Formen an: Angeblich war es jedem Klosterbruder gestattet, täglich bis zu fünf Liter Bier zu trinken.

Aber auch außerhalb der Klöster nahm der Bierkonsum Ausmaße an, über den sich heutzutage selbst ein Brauer nicht freuen würde: Ernst zu nehmende Experten gehen davon aus, dass der Pro-Kopf-Verbrauch damals bei ca. 900 (!) Litern pro Jahr lag. Zum Vergleich: In Deutschland liegen wir heute bei läppischen 117 Litern. Man sollte besser gleich darauf hinweisen, dass die durchschnittliche Lebenserwartung der Menschen in jenen Tagen bei 30 oder 40 Jahren lag.

Irgendwann entdeckte ein findiger Abt die Wirtschaft. Klöster begannen, Bier zu vertreiben und auszuschenken, und sie waren damit außerordentlich erfolgreich. Man nehme das Beispiel Weihenstephan: Im Jahre 1040 wurden dem Kloster die Braurechte erteilt, und noch heute sind die Produkte in jedem gut sortierten Getränkemarkt vorhanden. Das kann man mit Fug und Recht eine beeindruckende Erfolgsgeschichte nennen!

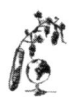

Das späte Mittelalter

oder: Der Konsum harter Sachen
im Kommen

Im 13. und 14. Jahrhundert sorgte eine endlose Reihe von Kriegen in Europa für Leid und Chaos. Durch die kriegsbedingte Erschwerung des Warentransports ging den Händlern auf, dass reiner Alkohol einfacher zu transportieren ist. Dabei mussten, wie auch den Zeitgenossen nicht entgangen ist, starke Abstriche am Geschmack gemacht werden – Pures ist eben kein Wein! Zu ihrer Erleichterung aber merkten sie schnell, dass zwar der Geschmack zu wünschen übrig ließ, nicht aber die Wirkung.

Demgemäß waren die Trinkgewohnheiten im Mittelalter dauerhaft geprägt von Trinklust und Saufgelagen mit lautem Gegröle. Bis zum 16. Jahrhundert war das »Trinken bis zum Umfallen« für Adelige und Gemeine, Männer und Frauen, in deutschen Landen selbstverständlich. Ein Vollrausch hatte absolut nichts Verwerfliches. Die Alltäglichkeit des schweren Schwipses wird belegt durch eine nette Anekdote: Angeblich hat der Rat der Stadt Nürnberg im Jahr 1530 den Kauf eines Wagens beschlossen. Seine alleinige Verwendung sollte sein, die überall herumliegenden Volltrunkenen nach Hause zu karren.

Der Branntwein hatte natürlich, neben seiner berauschenden Wirkung, einen (soll man sagen: weiteren?) großen Vorteil: Das Trinkwasser war damals aufgrund der katastrophalen hygienischen Verhältnisse

stark verunreinigt, war nicht selten sogar Seuchen-
herd. Durch die Beimengung von Alkohol aber konnte das Wasser teilweise desinfiziert werden.

Indianer und Feuerwasser

oder: Alkohol als Waffe

Hochprozentiger Alkohol spielte bei der Besied-
lung des amerikanischen Kontinents durch
Europäer eine herausragende Rolle. Schon wenige
Jahrzehnte nach der Entdeckung Amerikas kamen
die Ureinwohner, hier der Einfachheit halber und
politisch natürlich völlig unkorrekt Indianer genannt, mit dem gebrannten Fusel in Kontakt. Der
erste dokumentierte Fall fand im Jahre 1534 statt, als
der französische Seefahrer Jacques Cartier auf die
zukunftsträchtige, aber leider verhängnisvolle Idee
kam, indianischen Pelzhändlern als Bezahlung
Branntwein anzubieten.
Im Laufe der Jahrhunderte wurde diese Art der
Honorierung zur Regel, nicht zuletzt, weil das so
genannte »Feuerwasser« bei den Indianern großen
Zuspruch fand.
Die fatalen Folgen waren die völlige Ausbeutung, die
Demoralisierung und Dezimierung der indianischen
Völker. Nicht nur, dass indianische Handlungsbe-

vollmächtigte im Vollrausch regelmäßig über den Tisch gezogen wurden, auch die Ausfallerscheinungen, die exzessiver Alkoholkonsum dann und wann mit sich bringt, führten dazu, dass sich das Klischee von Indianern als minderwertigen, nicht ernst zu nehmenden Trunkenbolden festsetzte.

Der Alkohol war bei der Unterdrückung und Entrechtung der amerikanischen Ureinwohner natürlich nicht das einzige Mittel, aber sicher eines der wirksamsten. Unter Alkoholeinfluss wurden sie so unberechenbar, dass nicht selten Ausfälle auf Grund übermäßigen Alkoholkonsums zu aggressiven und gewalttätigen Handlungen führten, die dann wiederum von den Weißen als Begründung für fortgesetzte kriegerische Aktionen herangezogen wurden.

Noch heute scheint es so zu sein, dass die Nachfahren der Ur-Indianer ein starkes Problem mit dem Alkohol haben. Tatsächlich ist zwar die Abstinenzlerquote unter amerikanischen Ureinwohnern doppelt so hoch wie in der restlichen Bevölkerung. Bei den indianischen Alkoholkonsumenten überwiegt freilich das übermäßige Trinken und Suchtverhalten. Ein moderater Konsum – das belegen aktuelle Forschungsergebnisse – ist in der Gruppe der trinkenden Indianer noch heute die Ausnahme.

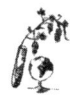

Die industrielle Revolution
oder: Not trifft auf Elend

Die industrielle Revolution im Europa des 18. und
19. Jahrhunderts war auch die Geburtsstunde
des Standes der Industriearbeiter. Sie, die proletari-
schen Träger des Fortschritts, hatten buchstäblich alle
Lasten zu tragen und lebten in unsäglichem Elend.
Und die katastrophalen Arbeits- und Lebensumstän-
de jener frühindustriellen Jahre gingen einher mit
massivem Konsum hochprozentigen Branntweins.
In vielen Fabriken wurde den Arbeitern, darunter
auch oft Kinder, während des zwölf- bis sechzehn-
stündigen Arbeitstages kostenlos Schnaps gereicht,
damit sie die Arbeitsbelastung überhaupt aushielten.
Zudem waren die Löhne extrem niedrig und reichten
kaum aus, um das Lebensnotwendigste zu beschaf-
fen. Die durchschnittliche Lebenserwartung eines
Arbeiters im englischen Leeds beispielsweise lag
damals bei 19 (!) Jahren. Alkohol wird zum realitäts-
entlastenden Betäubungsmittel der Massen.
Der starke Bevölkerungszuwachs Ende des 19. Jahrhunderts sorgte hierbei für eine enorme Nachfrage-
steigerung. Um den Bedarf zu decken, wurden
Brennkonzessionen an Bauern erteilt. Man wollte
durch eine Steigerung der Alkoholproduktion von
Importen unabhängig sein und die Steuererhebung
vereinfachen. Nicht zuletzt konnten Synergien durch
die Verfütterung der Brauerei- bzw. Brennerei-Abfäl-
le (der sog. Schlempe) erzielt werden. Die Formel ist

einfach: Mehr Getreideanbau, mehr Futter, mehr Vieh, mehr Fleisch.

Die deutschen Staaten hatten damals kein Interesse an einer gesetzlichen Einschränkung des Alkoholkonsums. Denn das Alkoholsteueraufkommen war zu dieser Zeit schon so beträchtlich, dass es ca. 16 Prozent des Verteidigungshaushalts von 1900 abdeckte.

Die Prohibition

oder: Ein netter Versuch

Unter dem Begriff Prohibition versteht man gemeinhin das gesetzliche Verbot der Herstellung, des Transports und Verkaufs von alkoholischen Getränken in den USA zwischen 1920 und 1933.

Aber das Bemühen, den ausufernden Genuss von Alkohol in der neuen Welt zu regulieren, ist deutlich älter. Schon seit 1750 haben sowohl die Regierungen Englands wie auch der später gegründeten USA mehrfach vergeblich versucht, den übermäßigen Alkoholkonsum zu unterbinden. Man war sich einig, dass die zunehmende Verelendung der Bevölkerung und das Ansteigen von Gewalt und Kriminalität unmittelbar mit ihm zusammenhing.

Bereits im Jahre 1851 wurde das erste Prohibitionsgesetz im Staat Maine verabschiedet. Bis 1855 schlossen

41

sich insgesamt 13 der damals 31 Bundesstaaten diesem Bestreben an. Im Jahre 1873 brach der so genannte »Krieg der Frauen« aus, der im Jahre 1900 in die Gründung der Anti-Saloon-League (ASL) mündete. Die ASL gewann zunehmend politischen Einfluss, sodass im Januar 1919 der Kongress mit großer Mehrheit den 18. Verfassungszusatz ins Leben rief, der die Herstellung, den Verkauf und den Transport von Alkohol landesweit verbot.

Der versierte Cineast erinnert sich schnell an die Schattenseiten der Prohibition: Illegale Schwarzbrennereien schossen wie Pilze aus dem Boden, und durch den Schmuggel und den illegalen Vertrieb von Alkohol schwang sich das organisierte Verbrechen zu ungeahnten Höhen auf. Die Korruption in Polizei, Verwaltung und Politik uferte aus, und die Mafia, in Hollywood am populärsten vertreten durch Al Capone, konnte sich durch den Ausbau dieses hoch ertragreichen Geschäftsfelds langfristig etablieren.

Auch wenn hier, wie der Volksmund so schön sagt, offensichtlich der Teufel mit dem Beelzebub ausgetrieben wurde, waren doch nicht unerhebliche Erfolge zu verzeichnen. Glaubt man den Statistiken, so konnte der jährliche Pro-Kopf-Konsum von 9,8 Litern reinen Alkohols vor dem Inkrafttreten der Prohibition auf 3,7 Liter nach Abschaffung der Prohibition gesenkt werden.

Gegen Ende der zwanziger Jahre war ein Großteil der Amerikaner für die Aufhebung der Prohibition, und wirtschaftliche Gründe veranlassten die Regierung

letztendlich dazu, das generelle Verbot der Alkoholproduktion im Dezember 1933 aufzuheben. Die Mafia soll es übrigens, wie man hört, immer noch geben.

Das Branntwein-Monopol

oder: Die deutsche Lösung

Ungefähr zur selben Zeit, als die Amerikaner nach
und nach die Herstellung des Alkohols verboten, wurde in Deutschland eine andere gesetzliche
Regelung verordnet. Dem damaligen obersten Deutschen, Kaiser Wilhelm II., ging es weniger darum, den
Konsum zu reduzieren. Vielmehr sah er es als sinn-
voller an, einen Teil der Kosten, die der Weltkrieg ver-
ursachte, mit Hilfe der Alkoholkonsumenten zu decken. Kurzerhand führte er das Branntweinmonopol
ein, das entsprechende Gesetz wurde im Juli 1918 formuliert. Die Erlöse kamen aber einem Nachkriegs-
deutschland ohne Kaiser zugute, da das Gesetz erst
1919 in Kraft trat. Es sah Folgendes vor: Der Staat
kauft den Alkohol billig ein und verkauft ihn teuer.
Das entsprechende Gesetz sorgte dafür, dass niemand
sonst Hochprozentiges vertreiben durfte.

Wir springen in die Gegenwart. Kaiser Wilhelm gibt
es schon lange nicht mehr, das Branntweinmonopol
besteht allerdings weiter. Nur mit einem geringfügi-

gen Unterschied: Die wirtschaftlichen Rahmenbedingungen haben sich geändert. Zurzeit kauft die »Bundesmonopolverwaltung für Branntwein« einen Liter reinen Alkohol für 3,50 Euro ein und verkauft ihn weiter für 0,60 Euro. Aus einer guten Einnahmequelle für den Staat ist mittlerweile ein Zuschussgeschäft geworden: Mehr als 100 Millionen Euro bringen die Steuerzahler pro Jahr für das Fortbestehen des Branntweinmonopols auf, um die Fehlbeträge auszugleichen.

Und warum tun wir das? Ganz einfach: Es sollen Agrarbetriebe subventioniert werden, die so genannte Streuobstwiesen betreiben. Diese sind laut Landwirtschaftsministerium zu schützen, weil sie so schön sind. Und da in der Erntezeit die Preise in den Keller rutschen, wird den Obstbauern angeboten, aus überschüssigen Äpfeln und Birnen Alkohol zu brennen. Prost Mahlzeit!

Die industrielle Verwendung von Alkohol

oder: Nicht nur zum Trinken ist er da

Übrigens, der hergestellte Alkohol macht nur zum geringsten Teil als Konsumgut Karriere: Er wird überwiegend in der Industrie verbraucht. Über 80

Prozent werden für die folgenden Einsatzzwecke verwendet:

- als Treibstoff für Autos, darin liegt Brasilien ganz weit vorn,
- in der Kosmetik als Basis nicht nur von Parfüm,
- in der Medizin als Konservierungsmittel, um Organe und andere Leichenteile darin herumschwimmen zu lassen,
- als Desinfektionsmittel für Gegenstände sowie als Antiseptikum auf noch im Einsatz befindlichen Körperteilen,
- als Lösungsmittel für Harze, Lacke und andere Farbstoffe,
- als Messmittel in Thermometern oder Wasserwaagen,
- als Rohstoff für weitere chemische Prozesse,
- als Bestandteil von Arznei- und artverwandten Hilfsmitteln (wie zum Beispiel Hustensaft oder Franzbranntwein).

Synthetische Herstellung

oder: Die Entlastung der Mikroben

Wir leben ja bekanntlich in einer Zeit, in der die chemische Industrie in der Lage ist, eine Vielzahl von Stoffen künstlich herzustellen.

Im Supermarkt findet man Erdbeerjogurt, der in seiner kurzen Entstehungsphase niemals auch nur eine Erdbeere von weitem gesehen hat. Und auch noch lange nicht jedes nach Apfel schmeckende Getränk enthält nur Stoffe, die tatsächlich von einem Baum produziert wurden. Die meisten werden auch mit synthetisch hergestellten Aromen angereichert.

Wen wundert es da, dass auch die Produktion von Alkohol nicht allein den Hefepilzen überlassen wird. Vor allem der eben beschriebene industrielle Bedarf von Ethanol wird überwiegend aus künstlich hergestelltem Alkohol gedeckt. Wie das geht? Ich denke, das möchten Sie nicht wirklich wissen. Trotzdem hier die einschlägige Erläuterung aus einem Chemiebuch:

Die Herstellung von Ethanol erfolgt entweder durch Gärung oder technisch durch direkte katalytische Hydratisierung von Ethylen oder indirekte Hydratisierung des Ethylens durch Umsetzung mit Schwefelsäure und nachfolgende Hydrolyse des gebildeten Esters.

Alles klar?

Die Vergällung

oder: Bitter macht nicht lustig

Alkohol, der für die industrielle Verwendung hergestellt wurde, ist von der Branntweinsteuer befreit. Damit nun niemand auf die Idee kommt, diesen steuerbefreiten Alkohol zu trinken oder andere, die sich nicht wehren können, trinken zu lassen, wird der Alkohol vergällt. Dazu wird ihm ein Bitterstoff beigemengt, der ihn für den menschlichen Konsum ungenießbar machen soll. Brennspiritus beispielsweise wird u. a. mit Bitrex vergällt, dem zurzeit bittersten Stoff überhaupt.

Nun sehe ich mich einem nicht unwesentlichen Konflikt ausgesetzt. Zum einen will ich vollständig und objektiv aufklären, zum anderen aber auch niemanden auf dumme Gedanken bringen. Deswegen hier die Antwort auf die Frage, die sich der eine oder andere vielleicht gerade stellt: Ja, theoretisch ist Brennspiritus, sofern er aus reinem Ethylalkohol besteht, trinkbar. Es soll schon Menschen gegeben haben, die durch das Strecken des Brennspiritus' mit Wasser eine trinkbare Konzentration erzielt und anschließend durch Beimengung von erheblichen Zuckermengen versucht haben, den Bitterstoff zu überdecken. Aber bitte probieren Sie es nicht aus. Und wenn Sie es tun, machen Sie bitte weder den Autor noch den Verlag dafür haftbar. Nicht, dass das Kapitel über die Vergällung noch eine *Vergeltung* erforderlich macht.

Teil 2
Religion

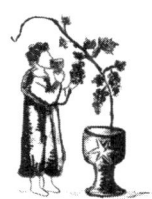

Auf dünnem Eis

oder: Wichtige Worte vorneweg

Versucht man, zum Thema Alkohol ein vollständiges Bild zu liefern, so ist es unvermeidlich, auch hochkomplexe Themengebiete zu streifen, die für sich genommen ganze Fakultäten, zum Teil ganze Hochschulen auslasten. Noch vor der Medizin und den Rechtswissenschaften befassen wir uns daher jetzt mit den Religionswissenschaften.

Es ist nicht die Aufgabe dieses Buches, die Grundlagen der erwähnten Weltreligionen vorzustellen. Daher wird auf den nachfolgenden Seiten nur in groben Zügen geschildert, was zum Verständnis der Haltungen, die die jeweiligen Religionen zum Alkohol haben, notwendig ist. Wer dies akzeptiert, möge weiterlesen; wer nicht, sollte dieses Kapitel überspringen und die Lektüre auf Seite 67 mit Teil 3, »Wirkung, Krankheit, Sucht«, fortsetzen.

Hinduismus und Buddhismus

oder: Alkohol in Asien

Die beiden großen asiatischen Religionen Hinduismus und Buddhismus verbindet eines im Vergleich mit den drei monotheistischen Buchreligionen: Sie wirken auf den außenstehenden Laien weniger dogmatisch und dafür irgendwie ratgebender, wenn nicht sogar liberaler. Beide Religionen empfehlen ihren Anhängern bestimmte Verhaltensgrundsätze, die – so sie denn eingehalten werden – die jeweiligen Gläubigen näher an die ideale Lebensform zur Optimierung des religiösen Outputs heranführen. Was ihnen im Vergleich zum Judentum, Christentum und Islam weitgehend fehlt, ist die unmittelbare Drohung mit handfesten negativen Konsequenzen im Diesseits oder Jenseits, sollten sie den entsprechenden Empfehlungen nicht folgen.

Eine weitere Parallele, die unmittelbar das hier zugrunde liegende Thema berührt, ist der Hang, Zwang oder Drang zur Askese. Einfach gesagt lautet eine wesentliche Maxime: Der Verzicht auf möglichst viel bringt den Buddhisten sowie den Hindu ziemlich weit, zumindest in religiöser Hinsicht. Der Grundgedanke ist nicht neu, aber irgendwie triftig: Das Einfache wird in einem direkten Zusammenhang mit dem Guten gesehen.

Und schon sind wir beim Alkohol. Den gilt es natürlich auch zu meiden. Aber verboten ist er nicht, wenigstens nicht den Laien. Wenn schon Alkohol konsumiert werden muss, dann wenigstens reduziert und kontrolliert. Und hier wird erneut die Besonderheit der asiatischen Religionen offenbar: Alkohol ist nicht verboten, aber auch nicht unbedingt erwünscht. Wenn der Konsum geplant ist, so reagieren im Optimalfall die religiösen Kontrollmechanis-

men in den Köpfen der fernöstlichen Gläubigen sinngemäß so, wie bei uns die Auto fahrenden Lebensge-
fährten gegen Ende einer Party auf die Frage, ob man
noch ein letztes Bier trinken könne: »Das musst du
selbst wissen!«

Der Alkohol im Alten und
Neuen Testament

oder: Ohne Wein geht in der Bibel nichts

Das Alte Testament strotzt vor Textstellen, die
sich mit der Herstellung und natürlich auch mit
dem Genuss von Alkoholhaltigem, in der Regel in
der Form von Wein, befassen. In nahezu jedem Buch
des Alten Testaments (die Bücher Ruth und Jona einmal ausgenommen) sind entsprechende Passagen zu
finden. Experten haben über 500 Textstellen gefunden, die sich dem Wein und seinen Verwandten widmen.

Los geht's schon in der Genesis (9,20), und gleich
wird es kompliziert. Noah baut Wein an und konsumiert ihn auch. Anschließend liegt er, ziemlich ange-
schlagen, nackt in seinem Zelt. Sein Sohn Ham sieht
ihn so, aber anstatt ihn zu bedecken, geht er zu seinen
Brüdern Sem und Japhet und berichtet ihnen davon.
Diese hingegen reagieren angemessen, nähern sich

dem Vater diskret rückwärts und werfen einen Mantel über ihn.

Als Noah erwacht und davon erfährt, dass Ham, anstatt ihm zu helfen, lieber seine Brüder informierte, reagiert er ziemlich wütend. Ausbaden musste es letztlich Kanaan, der Sohn Hams. Denn Noah sprach: »Verflucht sei Kanaan. Er werde der niedrigste Sklave seiner Brüder.«

Wir stellen fest: Das Thema »Bibel und Wein« beginnt ziemlich problematisch. Wenige Kapitel später geht es noch spektakulärer weiter.

Die Situation ist folgende: Die Städte Sodom und Gomorrha, die biblischen Inbegriffe für moralische Entgleisungen, sind bereits vernichtet. Lot, sein Weib und seine zwei Töchter aber werden auf Initiative von Engeln errettet. Die dringende Empfehlung, sich bei der Flucht aus der Stadt nicht umzudrehen und zurückzublicken, wird von Frau Lot ignoriert. Die Folgen sind bekannt. Sie erstarrt zur Salzsäule und wird, das liegt irgendwie nahe, zurückgelassen. Der dadurch nun unbeweibte Lot und seine zwei Töchter finden im Gebirge Zuflucht in einer Höhle. Und jetzt kommt's: Die beiden jungen Frauen gehen auf Grund der vorhergegangenen Katastrophe davon aus, dass der alternde Vater mittlerweile der einzige Mann im Lande sei. Eine Welle von Pragmatismus ergreift sie, und sie treffen eine aus heutiger Sicht gewöhnungsbedürftige Entscheidung: Dem Vater wird viel, offensichtlich sehr viel Wein angeboten, um ihn nach dem Eintritt einer entsprechenden Geistestrübung dazu zu bewegen, den Fortbestand des eigenen Geschlechts im Rahmen eines sexuellen Kurzschlusses zu sichern. Was dann auch geschieht.

Das Bemerkenswerte an der Geschichte ist: Tochter zwei wiederholt den beschriebenen Akt einen Tag später in exakt demselben Ablauf wie zuvor ihre Schwester. Offensichtlich war der Kater zu dieser Zeit noch nicht erfunden. Oder Lot hatte einfach ein dickes Fell. Aber er kam ja schließlich auch aus Sodom. Jedenfalls ist das Ergebnis der inzestuösen Aktion in Genesis 19, 36 nachzulesen: »Und die beiden Töchter Lots wurden schwanger von ihrem Vater.« Zu seiner Entschuldigung ist anzuführen: Er muss beide Male ziemlich blau gewesen sein, sodass die Bibel mit Bezug auf die jeweils wechselnde Tochter schreibt: »Er wusste weder um ihr Niederlegen noch um ihr Aufstehen.«

(Man mache sich bewusst: Das waren die drei, die den Untergang Sodoms und Gomorrhas überlebt hatten! Man kann sich nur schwer vorstellen, wie die unterwegs gewesen sein müssen, die es nicht mehr aus der Stadt geschafft haben!)

Als drittes und letztes Beispiel sei hier der Beginn einer herausragenden Weltkarriere beschrieben. In Kanaan in Galiläa war einst zur Hochzeit geladen. Jesus ist da, seine Jünger ebenfalls und auch seine Mutter. Als während des Festes der Wein ausgeht, tritt seine Mutter an Jesus heran und bittet ihn, wie es wohl jede stolze Mutter tun würde, seine besonderen Fähigkeiten doch einmal vor aller Welt unter Beweis zu stellen. Jesus lässt sich breitschlagen und sechs bereitstehende Steinkrüge mit Wasser füllen. Und – das weiß nun wirklich jedes Kind: Aus dem Wasser wurde Wein allerfeinster Qualität, und Jesus hatte sein erstes großes Wunder vollbracht.

Was aber nicht jeder weiß, ist, um was für eine stattliche Menge es sich gehandelt haben muss. Denn die sechs Krüge fassten jeweils ca. 100 Liter. Man darf also durchaus davon ausgehen, dass dank Jesus die Party auf jeden Fall nicht mangels Getränkeangebot beendet werden musste. Aber ein wenig Ärger gab es auch – wie so oft, wenn Alkohol im Spiel ist. Denn der Speisemeister der Veranstaltung, der von den Vorgängen nichts mitbekam, rief den Bräutigam und wies ihn angesichts der Topqualität des Weines wohl nicht ohne Empörung zurecht: »Jedermann gibt zuerst den guten Wein und, wenn sie betrunken werden, den geringeren; du aber hast den guten Wein bis jetzt zurückbehalten.« (Sieh an, sieh an, diese auch heute noch populäre Taktik kannte man also schon in biblischen Zeiten!)

Religionswissenschaftler erkennen in dieser Geschichte eine nur selten dargestellte Seite des Heilands: humorvoll, dem Genießertum zugeneigt, eben durch und durch sympathisch. Hand aufs Herz! – wer würde nicht gerne über ähnliche Fähigkeiten verfügen oder bei der nächsten Feier wenigstens jemanden auf der Gästeliste haben, der so etwas zu vollbringen vermag?

Widmen wir uns nun, nachdem wir die gemeinsame Basis der drei großen monotheistischen Buchreligionen anhand dreier Kurzberichte abgehandelt haben, etwas ausführlicher dem Islam, dem Judentum und letztlich auch dem Christentum.

Der Islam
oder: Verboten ist verboten ist verboten?

Dass der Alkoholkonsum in der muslimischen Glaubensgemeinschaft verboten ist, wird sich mittlerweile herumgesprochen haben. Die Begründung ist relativ einfach abzuleiten. Im Koran, Sure 2, Vers 219, steht geschrieben:

Man fragt dich nach dem Wein und dem Losspiel, sag: In ihnen liegt eine große Sünde und auch vielfacher Nutzen für den Menschen. Aber das Schlechte in ihnen ist größer als der Nutzen.

Ein ausdrückliches Verbot von Wein und Glückspiel ist in dieser Textstelle allerdings nicht zu erkennen, lediglich eine Warnung vor übermäßigem Genuss. Ein ähnlicher, eher liberaler Hinweis findet sich in der vierten Sure: »Oh ihr, die ihr glaubt, nähert euch nicht trunken dem Gebet, sondern wartet, bis ihr wisset, was ihr sprechet.« Was ja letztlich nichts anderes bedeutet, als dass man nach einem Rausch erst auf die

Ernüchterung warten soll, wenn einem nach Beten zumute ist.

Auf den Punkt kommt der Koran dann allerdings in der fünften Sure: »Der Satan will nur zwischen euch Feindschaft und Hass werfen durch Wein und Spiel und euch abwenden von dem Gedanken an Allah und dem Gebet.« Diesen Satz interpretieren moslemische Theologen als vollständiges Alkoholverbot. Es ist davon auszugehen, dass das Verbot von Alkohol die islamische Religion deutlich vom Judentum und Christentum abgrenzen sollte. Aber zu den beiden anderen Formen von Gläubigkeit kommen wir später.

Anders als das Verbot des Schweinefleischs war der Verzicht auf Alkohol bei den Moslems nicht ganz so leicht durchzusetzen. Es ist überliefert, dass der Prophet Mohammed von seinen Anhängern immer wieder gefragt wurde, welche der gewohnten Getränke, außer dem Wein, denn nun zugelassen seien. Ein wichtiges Thema war dabei die Frage, wie lange man ein Getränk der Gärung aussetzen durfte, bevor es als berauschend galt. Offensichtlich galt es schon früh, das Verbot durch geschickte Neu- und Umdeutungen zu relativieren. Nicht von ungefähr gehören Getränke wie Wein oder Raki bis heute (nicht nur) zu den Exportprodukten moslemisch geprägter Gesellschaften.

Das Judentum

oder: Party mit göttlichem Auftrag

Eine wesentliche Säule des jüdischen Glaubens ist die Einhaltung von Speisevorschriften. Der immer wiederkehrende Begriff »koscher« steht für die Einhaltung komplexer Rituale bei der Vor- und Zubereitung von Lebensmitteln für den Verzehr.

Ein kurzer Exkurs zum Begriff »koscher«: Der jüdische Glaube kennt keinerlei Form von Askese. Weder Mönchtum oder Klöster noch Vorschriften wie das Zölibat oder so absurde Praktiken wie die Selbstkasteiung sind diesem Glauben bekannt. Da sich ein Jude also nicht – so wie die Gläubigen in fast allen anderen Religionsformen – durch Verzicht seinem Gott empfehlen kann, ist es das Ziel, aus profanen, sprich alltäglichen Handlungen etwas Heiliges zu machen. Um dieses Ziel zu erreichen, gibt es im Judentum u. a. hochkomplexe Speisevorschriften.

Um an dieser Stelle einmal mit einem weit verbreiteten Vorurteil aufzuräumen: Die Speisevorschriften des Judentums basieren nicht primär auf medizinischen oder hygienischen Erkenntnissen (auch wenn selbstverständlich nicht auszuschließen ist, dass solcherlei Wissen ursprünglich in die Konzeptionen der Regeln mit eingeflossen ist). Vielmehr ist es Sinn der Vorschriften, die Religiosität und die Widmung an Gott möglichst umfassend in den Tagesablauf zu integrieren. Daher spielen die vermeintlich rationalen Gründe für die ursprüngliche Schaffung der Vorschriften – wenn überhaupt – nur eine untergeordnete Rolle.

Zurück zum Alkohol.

Weine und alle sonstigen Getränke, die aus vergorenen Trauben hergestellt werden (Most, Sekt, Champagner, Cognac), müssen koscher sein, d.h. unter Aufsicht geerntet und verarbeitet werden. Die Reinheit der Aufbewahrungsgefäße sowie die Tatsache, dass der unmittelbare Kontakt nur durch versierte und berechtigte Personen geschieht, stehen dabei im Mittelpunkt. Die Alkoholika, die nicht aus Trauben hergestellt werden, wie Bier, Whiskey, Wodka oder Liköre, unterliegen dagegen keinen besonderen Vorschriften.

Der Wein spielt, wie in anderen Glaubensrichtungen auch, im Judentum eine wichtige Rolle. Einige Beispiele seien hier angeführt:

Der Schabbat (auch Sabbat), der wöchentliche Fest- und Feiertag der Juden, der nach unserer Aufteilung der Woche am Samstag begangen wird, ist für die jüdischen Menschen ein Tag der Ruhe, an denen nach Gottes Willen nicht gearbeitet werden darf. Am Beginn des Schabbats am Freitagabend (aus jüdischer Sicht beginnt jeder Tag bei Einbruch der Nacht) versammelt sich die ganze Familie um den festlich gedeckten Tisch. Die Frau des Hauses zündet die Schabbat-Kerzen an und spricht den Segen. Der Vater hält eine kurze Andacht und segnet Brot und Wein. Danach wird der Wein getrunken und das Schabbatbrot angeschnitten.

Auch während der Trauung von Mann und Frau (und

nicht erst danach) findet der Wein rituelle Verwendung. Die Hochzeit läuft ungefähr so ab: Das zu vermählende Paar steht unter einer Chuppa, einem von vier Stangen gehaltenen Baldachin aus verzierter Seide, Satin oder Samt. Zu Beginn werden einige Psalmen gebetet, die gewöhnlich vom Kantor bzw. einem Chor gesungen werden. Der Rabbiner sagt die Segenssprüche über einem Becher Wein, der dem Brautpaar überreicht wird und aus dem die beiden Brautleute trinken. Es folgt die traditionelle Form des Ehegelübdes: Der Rabbiner rezitiert die Schewa Berachot (die sieben Lobsprüche am Ende der Zeremonie), und wieder trinkt das Brautpaar einen Schluck Wein. Ein Glas wird mit dem Fuß zertreten. Anschließend wünscht die Gemeinde dem Paar Masal Tow, also Glück.

Und wie steht es mit dem Alkohol bei jüdischen Festen? Menschen, die sich bisher nicht oder nur sporadisch mit dem Judentum auseinander gesetzt haben, gehen davon aus, dass es sich bei dieser Religion um einen relativ spaßfreien Raum handelt. Weit gefehlt! Nachfolgend wird exemplarisch das Purimfest vorgestellt. Obwohl der Genuss von Alkohol bei den Juden durchaus erlaubt ist, ist Trunkenheit verpönt. Sie wird als »gojisch« betrachtet, also als Gewohnheit, die eher Nichtjuden zugesprochen wird. Während des Purimfestes jedoch gelten eigene Regeln.

Dieses schöne Fest hat eine ebenso schöne Geschichte, die Interessierte in der Bibel im »Buch Esther« nachlesen können: Am Hofe des persischen Königs

Ahasveros (Xerxes) steht ein Jude namens Mordechai in Diensten. Seine wunderschöne Adoptivtochter Esther schafft es, zur Königin aufzusteigen, allerdings nur, weil sie sich nicht als Jüdin zu erkennen gibt. Zur gleichen Zeit macht Ahasveros einen Mann namens Haman zum zweiten Mann in seinem Reich. Als dieser einen Kniefall aller Diener des Hofes verlangt, verweigert dies der Jude Mordechai als Einziger. Der Zorn Hamans ist so groß, dass er anordnet, alle Juden im Reich töten zu lassen. Darauf ergreift Esther die Initiative. Sie »outet« sich als Jüdin und erreicht bei ihrem Mann, dem König, dass Haman hingerichtet und den Juden fortan das Recht auf Selbstverteidigung gewährt wird.

Der Wein spielt in dieser Geschichte zweimal eine zentrale Rolle. Zum einen war der Genuss desselben dafür verantwortlich, dass Ahasveros – nach reichlichem Konsum – seine erste Frau verstieß und Esther zur Königin machte. Darüber hinaus wurde er auch beim »Show-down« von Esther ausreichend kredenzt, damit sich ihr Plan leichter in die Tat umsetzen ließ.

Wen wundert es also, dass der Genuss von Wein in ausreichender Menge zu Purim quasi »Vorschrift« ist. Denn im Talmud, der jüdischen Sammlung der Gesetze und religiösen Überlieferungen, steht geschrieben, an diesem Tage solle man fröhlich sein und Wein trinken, bis man nicht mehr zwischen »Hoch mit Mordechai« und »Nieder mit Haman« unterscheiden könne. So kommt es, dass das Purim-

fest gern auch mit dem in Europa vereinzelt auftre-
tenden Phänomen namens »Karneval« gleichgesetzt
wird. Denn ein weiterer Brauch verbindet beide Ver-
anstaltungen: Neben dem ausgiebigen Genuss alkoholhaltiger Getränke gehören zum Purimfest auch
Verkleidungen.

Das Christentum

oder: Aus Wein wird Blut – wie unappetitlich!

Im Christentum hat der Wein, man kann es nicht
anders sagen, so richtig Karriere gemacht. Schuld
daran ist – wer sonst? – Jesus. Bei seiner letzten Mahlzeit, dem so genannten Abendmahl, teilte Jesus das
Brot, gab es den anwesenden Jüngern und sagte:
»Nehmt, denn das ist mein Leib«. Anschließend
reichte er ihnen einen mit Wein gefüllten Kelch und
sagte: »Das ist mein Blut, das Blut des Bundes, das für
viele vergossen wird.« Wer jemals einen Gottesdienst
besucht hat, dem werden diese Worte bekannt vorkommen.

Denn in der Eucharistie (das ist der Fachbegriff für
den Teil der heiligen Messe, in dem das Abendmahl
nachvollzogen wird) werden diese Worte täglich und
auf der ganzen Welt wieder und wieder wiederholt.
Und schon sind wir beim Thema, genau genommen

bei *dem* Thema, das in der Kirchengeschichte wie kaum ein zweites diskutiert und disputiert wurde.

Denn nach Ansicht gläubiger Katholiken passiert in der Kirche Folgendes: Durch das vom Priester gesprochene eucharistische Hochgebet, durch die segnenden Worte wird aus dem Wein das Blut und aus dem Brot der Leib Christi. Und das soeben ganz lässig in einem Satz Niedergeschriebene sollten wir uns noch einmal in Ruhe auf der Zunge zergehen lassen.

Die katholische Kirche geht also davon aus, dass nach dem Aufsagen von Formeln tatsächlich der Körper Jesu Christi in den Hostien steckt und der Wein nach dieser Umwandlung (der Fachbegriff lautet übrigens »Transsubstantiation«) tatsächlich und real zu seinem Blut wird und dass beide ihre Eigenschaft als Brot und Wein vollständig verlieren. Und das, obwohl Aussehen, Geruch und Geschmack sich nicht ändern. Dieser auch als Realpräsenz beschriebene Zusammenhang hört sich wahrscheinlich nicht nur für Atheisten ein wenig abenteuerlich an. Und das ist auch der Grund dafür, dass in der Kirchengeschichte seit Jahrhunderten erbitterte Streits über diesen Eckpfeiler des Glaubens geführt werden.

So kam es etwa, dass Martin Luther seine eigene Deutung vornahm. Aber Luther rückte nur ein klein wenig von der katholischen Meinung ab. Er meinte ebenfalls, Jesus Christus werde zwar bei der Abendmahlfeier wirklich gegenwärtig, aber er sprach dem Brot und dem Wein die Fähigkeit zu, dass trotz der in ihnen steckenden Gegenwart von Jesus Christus der Wein trotzdem Wein und das Brot trotzdem Brot blieb. Was die Sache nur geringfügig weniger kompliziert macht.

Von Luther ist ja eigentlich bekannt, dass er einigen Praktiken des katholischen Glaubens recht kritisch gegenüberstand. Der Umgang mit dem umgewandelten Wein gehört nicht dazu. Ein plastisches Beispiel für seine persönliche Frömmigkeit und seinen unerschütterlichen Glauben an die bleibende Realpräsenz zeigt sich in dieser Geschichte: Mehrmals tropfte bei Messfeiern etwas von dem Wein auf den Boden. Luther warf sich unter Tränen und lautem Stöhnen zu Boden und sog mit dem Mund den Wein vom Boden auf, damit das Blut Christi nicht entweiht würde. Nach dem Gottesdienst wurden dann die Kleidungsstücke, auf die das vermeintliche Blut Christi getropft war, verbrannt. Eine Kniebank, die mit dem konsekrierten Wein benetzt worden war, wurde abgehobelt. Die Hobelspäne wurden ebenfalls verbrannt.

Dem Phänomen etwas rationaler nähern sich die reformierten Kirchen, die der Lehre von Ulrich Zwingli und Johannes Calvin folgen. Dort wird die Auffassung vertreten, dass Brot und Wein die Gegenwart von Jesus Christus nur andeuten und Christus nicht wirklich in diesen Gaben anwesend ist.

So. Nun hätten wir die wichtigste Funktion des Weins in der katholischen Kirche beschrieben. Da aber unsere Gesellschaft bekanntermaßen nicht nur aus

gläubigen Christen besteht (selbige mögen die nachfolgenden Ausführungen überspringen oder wenigstens verzeihen), sollen nun auch die Kirchenkritiker
zu Wort kommen.

Man drehe die Uhr um etwa zweitausend Jahre
zurück. Das Christentum war seit seiner Entstehung
darauf ausgerichtet, zu missionieren und vermeintlich Ungläubige vom vermeintlich einzig wahren
Glauben zu überzeugen. In Europa waren überwiegend keltische und germanische Stämme die Objekte
der missionarischen Begierde. Und in der Ausdeh-
nung ihres Glaubens ging die christliche Kirche nicht
immer stringent vor. Denn in manchen Bereichen
wurde das bisherige religiöse und kultische Vorgehen
verteufelt und in das krasse Gegenteil umgewandelt.
Beispiel dafür ist der Umgang mit der Sexualität
sowie die Rolle, die Frauen in der Gesellschaft und in
der Ausübung von Religion gespielt haben. Bei den
keltischen Völkern kam der Sexualität kultische Bedeutung zu, und die Frauen spielten in der Religions-
ausübung eine zentrale Rolle. Was unter christlicher
Ägide daraus wurde, ist wohl jedem bekannt: Der
nicht zu Vermehrungszwecken ausgeübte Sex wurde weitestgehend tabuisiert, verboten und verteufelt. Frauen wurden entrechtet, verfolgt und dämoni-
siert.

In anderen Bereichen, so wird argumentiert, wurden
Teile des alten Glaubens in die christliche Lehre übernommen, damit die Neu-Gläubigen wenigstens das
eine oder andere gewohnte Element wiedererkennen

konnten und ihre alten Bräuche nicht ganz aufgeben mussten. Und dem Wein kommt dabei eine zentrale Bedeutung zu. Zum einen gehörte er auch schon in vorchristlicher Zeit, das wurde bereits erwähnt, zu kultischen Ritualen dazu. Darüber hinaus waren vor der Zeitenwende Opferungen und wohl auch kannibalische Praktiken verbreitet. In einem Geniestreich wurde denen, die darauf nicht verzichten wollten, ein Angebot zur Güte gemacht. Wenn schon Menschenopfer verboten waren, so wurde die symbolische Verspeisung eines Menschenopfers in die christliche Liturgie übernommen. Man nahm Wein und Brot und suggerierte den Gläubigen, dass durch ein paar Zaubertricks daraus echtes Menschenfleisch und -blut wurde.

Teil 3
Wirkung, Krankheit, Sucht

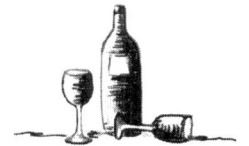

Warum werden wir überhaupt betrunken?

oder: Von Synapsen und Neurotransmittern

Wenn man die Wirkung von Alkohol beschreiben möchte, so kommt man nicht umhin, wenigstens ganz grob den Bereich der Neurobiologie zu streifen. Daher folgen jetzt einige recht komplizierte Fachbegriffe, aber es sollte uns gelingen, ihre Bedeutung und die Zusammenhänge, in denen sie stehen, verständlich darzulegen.

Das menschliche Gehirn ist das komplizierteste Organ, das die Natur hervorgebracht hat. Es filtert, gewichtet und bewertet sämtliche Informationen, die uns die Sinnesorgane über die Außenwelt zutragen. Gleichzeitig organisiert es unsere wichtigsten körperlichen Bedürfnisse. Wenn wir den Drang nach Essen, Trinken, Wärme (selbstredend auch körperliche) usw. verspüren, arbeitet unser Gehirn schon daran, wie wir es am besten schaffen können, diesen Drang zu befriedigen. Dabei hilft ganz wesentlich das System der Belohnungsempfindungen. Im lebenslang veränderlichen Schaltplan des Gehirns werden die Erinnerungen an die erfolgreiche Bedürfnisbefriedigung deshalb hervorgehoben, weil sie von Gefühlen der Zufriedenheit oder des Glücks begleitet werden. Und genau hier lauern die (Sucht-)Gefahren von Alkohol und anderen Drogen. Denn sie nehmen in einer Weise Einfluss auf das sensible biochemische System der Belohnungsempfindungen, dass es ohne sie nicht mehr oder nicht mehr richtig funktioniert. Aber darauf kommen wir noch zu sprechen. Zunächst zur Frage, warum wir nach ausreichendem Konsum von Alkohol betrunken sind.

Das Gehirn besteht aus vielen Milliarden Nervenzellen, auch Neuronen genannt. Zwischen diesen Neuronen findet man den synaptischen Spalt (oder schlicht: die Synapse), und in diesem findet die Kommunikation zwischen den Neuronen mit Hilfe von chemischen Botenstoffen statt: den Neurotransmittern. So weit, so übersichtlich. Im Gehirn kommen, neben anderen sehr wichtigen wie Dopamin, zwei uns hier näher interessierende Neurotransmitter zum Einsatz. Zum einen das Glutamat (und das heißt nicht zufällig so wie der Geschmacksverstärker), und zum anderen das GABA; beide agieren im synaptischen Spalt. Aber sie unterscheiden sich erheblich. Der eine Botenstoff, nämlich das Glutamat, wirkt erregend, also wie ein Tritt aufs Gaspedal. Das GABA wirkt dagegen beruhigend, also entgegengesetzt, eher wie eine Bremse.

Was passiert, wenn nun der Alkohol ins Spiel kommt? Generell wirkt er, genau wie andere Drogen oder bestimmte Medikamente, auf die biochemischen Vorgänge im Gehirn ein.

Die Alkoholmoleküle sind klein, sehr klein. Genau genommen sind sie so klein, dass sie bis in die entlegensten Ecken des Körpers, also sogar bis in den synaptischen Spalt zwischen zwei Gehirnzellen vordringen. Eine fantastische Zahl belegt dies.

In einer Flasche Bier (0,5 Liter) sind ungefähr 300 Trillionen Alkoholmoleküle enthalten, also ca. 300 000 000 000 000 000 000 davon. Und die können ganz schön für Unordnung sorgen. Und zwar so: Alkohol hemmt die Wirkung von Glutamat, und das führt zu einer Beeinträchtigung der Gehirnleistung. Sprache, Gleichgewichtssinn und Erinnerungsfähigkeit werden, vielleicht haben Sie das ja schon einmal am eigenen Leibe erfahren müssen, in Mitleidenschaft gezogen. Je nach Umfang der konsumierten Alkoholdosis mal weniger, mal mehr. Gleichzeitig erhöht der Alkohol, ähnlich wie das Valium, die Wirksamkeit des GABA und führt so zu der von vielen so geschätzten beruhigenden und Angst abbauenden Wirkung.

Die zweite wesentliche Wirkung von Alkohol findet im mesolimbischen System statt. In diesem Teil des Gehirns werden vom Körper Stoffe produziert, die das oben erwähnte Belohnungssystem in Gang setzen. Wird etwas getan, was der Körper für gut befindet, so setzt er dort Neurotransmitter frei, die angenehme Gefühle auslösen. Eines der prominentesten Beispiele ist der Orgasmus: Weil der Mensch so freundlich war, einer seiner wichtigsten Aufgaben, nämlich der Fortpflanzung, nachzukommen (oder wenigstens so getan hat, als ob), wird er von seinem Körper durch eine saftige Endorphin-Ausschüttung belohnt. Man geht mittlerweile davon aus, dass der Konsum von Alkohol die Ausschüttung sehr vieler am Belohnungssystem beteiligter Botenstoffe positiv beeinflusst, ganz vorn liegen hier die mittlerweile doch recht bekannten Botenstoffe Dopamin und Serotonin. Diese belohnende Wirkung ist von nahezu allen »harten« Drogen bekannt: ob Opium, Heroin, Kokain oder Amphetamine, alle wirken auf das mesolimbische System anregend und veranlassen die Ausschüttung von Stoffen, die Glücksgefühle hervorrufen.

Kommen wir vom Umweg über die Belohnung zurück zur Beeinträchtigung der kognitiven, also alle Prozesse des Wahrnehmens, Schlussfolgerns, Erinnerns, Denkens und Entscheidens betreffenden Fähigkeiten. Eine ganz besondere Eigenart des Alkohols ist es, dass die Fähigkeit, auf bereits gespeicherte Erinnerungen zurückzugreifen, nur reduziert beeinträchtigt wird. Mit zunehmendem Konsum wird jedoch das Vermögen, neue Erinnerungen abzuspeichern, teilweise so deutlich beeinträchtigt, dass es zur – wie der Mediziner sagt – Partialamnesie kommt, umgangssprachlich besser bekannt als Filmriss. Das kann dann in letzter Konsequenz zu dem Phänomen führen, dass man kurz vor Toresschluss zwar noch halbwegs in der Lage ist, annähernd sinnvolle Gespräche zu führen, sich an diese aber am Tag danach nicht mehr erinnern kann.

Nun wissen wir sogar auf molekularbiologischer Ebene Bescheid, was in Köpfen passiert, durch die via Blutbahn zu viel Alkohol geleitet wird.

Die Aufnahme von Alkohol

oder: Wie er in den Körper gelangt

Die erste Schnittstelle beim Konsum von Alkohol ist die Mundschleimhaut. Über diese werden bereits ein bis zwei Prozent des Alkohols aufgenommen. Es stimmt übrigens, dass stark kohlensäurehaltige Getränke wie zum Beispiel Sekt schneller ins Blut gehen. Denn durch die Kohlensäure wird das Volumen des Getränks im Mund vergrößert, und dadurch entsteht größerer Kontakt zur Mundschleimhaut. Insgesamt gesehen ist dieser Effekt jedoch wohl zu vernachlässigen. Es handelt sich eben, wie oben erwähnt, nur um ein bis zwei Prozent des Alkohols, die so aufgenommen werden. Und das ist eher wenig.

Je höher die Alkoholkonzentration in dem konsumierten Getränk ist, umso deutlicher bemerkt man eine besondere Eigenart des Alkohols: Er brennt auf der Zunge. Das liegt daran, dass er dieselben Geschmacksrezeptoren reizt wie Capsaicin. Das ist der Stoff, der Chilischoten und Cayennepfeffer ihre besondere Note verleiht. Apropos Capsaicin: Sollten Ihnen einmal die Tränen über die Wangen rinnen, weil Sie mit den Scharfmachern übertrieben haben – hier kommt die Lösung: Trinken Sie einen Wodka. Wasser oder Milch helfen nicht, da Capsaicin nur in Alkohol löslich ist.

Zurück zur Mundschleimhaut: Jetzt und hier ist es einmal an der Zeit, mit einem Ammenmärchen aufzuräumen. Schon im 14. Jahrhundert wurde in den Canterbury Tales geschrieben, dass Bier durch einen Strohhalm konsumiert unfassbar schnell betrunken mache. Angesichts des oben Angeführten können wir hier feststellen: Es stimmt einfach nicht! Wer aufgrund entsprechender Selbstversuche zu einem anderen Ergebnis kommt, ist herzlich eingeladen, sich an der öffentlichen Diskussion dieses Buches unter www.alkohol-das-buch.de zu beteiligen.

Zurück zur Alkoholaufnahme. Die Reise durch den Verdauungstrakt wird fortgesetzt, weitere ca. 20 Prozent des Alkoholgehalts von Getränken werden von der Magenschleimhaut ins Blut transferiert. Der weitaus größte Teil wird danach über die Schleimhaut des Dünndarms resorbiert, aber nicht alles, denn ca. zwei Prozent werden unverändert mit dem Urin ausgeschieden.

Wenn man berücksichtigt, dass die Resorption im Magen am längsten dauert, wird klar, warum das berühmt-berüchtigte »Trinken auf nüchternen Magen« so durchschlagende Wirkung entfalten kann. Denn die verlangsamte Alkoholaufnahme über den Magen, die natürlich bei einer entsprechenden Füllung, der sprichwörtlichen Grundlage, länger dauert, entfällt. So sorgt die beschleunigte Aufnahme über den Dünndarm dafür, dass man im Falle eines leeren Magens deutlich schneller betrunken wird. Auch die Volksweisheit, dass der Genuss fetthaltiger Nahrung die Dauer der Alkoholaufnahme beeinflusst, trifft zu. Aber Vorsicht! Denn nur ein relativ geringer Anteil des Alkohols gelangt nicht in die Blutbahn, sondern wird schon im Magen abgebaut. Der Großteil wird lediglich später, nämlich nach dem Transport des Mageninhalts über den Pförtner in den Dünndarm, ins Blut geleitet. In diesem Fall trinkt man sozusagen auf Kredit, denn die Wirkung wird, wenn auch verzögert und geringfügig reduziert, nachgereicht.

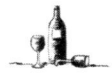

Durcheinandertrinken

oder: Was auf was denn nun?

Ein weiteres Ammenmärchen ist nun endgültig reif für die Gruft: Durcheinandertrinken macht natürlich *nicht* betrunkener und auch *nicht* verkaterter.

Entscheidend für die Intensität eines Rausches ist die aufgenommene Menge reinen Alkohols. Und dabei ist es nur untergeordnet wichtig, in welcher Form man es tut. Nehmen wir einmal ein Beispiel zur Hand: Wer kennt sie nicht, die goldene, aber völlig unsinnige Regel: Bier auf Wein, das lass sein; Wein auf Bier, das rat ich dir!

Mal ein Beispiel: Sie trinken erst Bier und gewöhnen sich dabei an einen bestimmten Trinkrhythmus. Dann wechseln Sie zu Wein, weil kein Bier mehr da ist. Und wenn Sie dann ihren gewohnten Trinkrhythmus beibehalten, dann gute Nacht. Das gilt aber nicht, weil zwei unterschiedliche Substanzen Gott weiß welche Reaktionen in ihren Körper vollziehen. Vielmehr werden Sie viel schneller betrunken, weil Sie einfach viel mehr reinen Alkohol aufnehmen. Denn Sie wissen: Bier hat so um die fünf Prozent, Wein in der Regel deutlich mehr als zehn. Und deswegen, und nur deswegen, müsste die Regel eigentlich heißen: Wein auf Bier, das lass sein, Bier auf Wein, das rat ich dir. Aber das reimt sich nicht.

Und natürlich kriegt man am kommenden Tag schlimmere Kopfschmerzen, wenn man neben dem Bier noch ein paar Schnäpschen oder Likörchen der unterschiedlichsten Couleur verkonsumiert. Denn die haben meistens noch ein paar geschmacksverstärkende Verunreinigungen in sich, und die machen dann ganz böse Kopfschmerzen.

Also: das Durcheinandertrinken an sich ist es nicht, sondern a) die Gefahr, zu schnell zu viel Alkohol aufzunehmen, wenn man die Darreichungsformen durcheinander haut, und b) steigt die Wahrscheinlichkeit, dass ein den Kopfschmerz förderndes Getränk dabei ist.

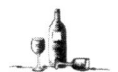

Der Abbau von Alkohol

oder: Weg damit!

Sobald der Alkohol im Blut ist, beginnt für den Körper die eigentliche Arbeit. Denn auch wenn viele Menschen den Alkohol wegen seiner Wirkung konsumieren, so ist es doch letztendlich Aufgabe des Körpers, diesen Stoff wieder loszuwerden.

Und das passiert so:

- Ca. zwei Prozent, das wissen wir bereits, werden direkt vom Körper über den Harn wieder ausgeschieden.

- Ungefähr ein bis zwei Prozent werden über die Haut ausgedünstet.

- Bis zu fünf Prozent werden, ebenfalls unverändert, abgeatmet. Das bedeutet, dass die häufig wenigstens vom näheren sozialen Umfeld als störend empfundene »Fahne« durchaus einen Sinn hat, denn mit dem so abgearbeiteten Alkohol braucht der Körper sich nicht weiter zu beschäftigen.

- Bei den restlichen ca. 90 Prozent handelt es sich um den Anteil, der die eigentlichen Probleme mit sich bringen kann. Denn nun kommt die Leber ins Spiel.

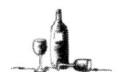

Promille

*oder: Was passiert mit dem nicht
abgebauten Alkohol?*

Nur in den seltensten Fällen gelingt es Alkoholkonsumenten, genau so viel Alkohol aufzunehmen, wie der Körper auch abbauen kann. Wenn man
also mehr Alkohol trinkt, als der Körper bewältigen
kann, bedeutet das, dass sich der Alkoholgehalt im
Körper erhöht. Ca. 30 bis 60 Minuten nach der Aufnahme ist in der Regel im Blut die höchste Alkoholkonzentration vorhanden.

Für die Berechnung der Alkoholkonzentration im
Blut wird seit jeher ein Begriff verwendet, der
ursprünglich aus der Mathematik stammt und die
Prozentrechnung um den Faktor zehn präzisiert hat.
Und somit beschäftigen wir uns nun mit dem Begriff
Promille. Er beschreibt den Anteil des Alkohols im
Blut: 0,5 Promille bedeutet nichts anderes, als dass in
einem Kilogramm Blut 0,5 Gramm Alkohol enthal-
ten sind.

Zur Berechnung des Promillewerts dient u. a. die
Widmark-Formel, die schon im Jahre 1932 aufgestellt
wurde. Sie lautet:

$$Promillegehalt = \frac{Aufgenommene\ Alkoholmenge}{(Körpergewicht \cdot Reduktionsfaktor)}$$

Durch den so genannten Reduktionsfaktor wird
berücksichtigt, dass sich Alkohol ausschließlich in
Wasser auflöst. Die Knochen und das Fettgewebe ste-

hen für die Aufnahme nicht zur Verfügung. Deswegen muss dieser Anteil des Körpergewichts herausgerechnet werden.

Bei Männern geschieht dies mit dem Reduktionsfaktor 0,7, das bedeutet, dass nur ca. 70 Prozent des Körpers für die Aufnahme von Alkohol zur Verfügung stehen. Da Frauen in der Regel über einen größeren Anteil von Fettgewebe verfügen, liegt der Reduktionsfaktor bei ihnen bei 0,6.

Wir führen einmal eine Musterrechnung durch. Ein 75 Kilogramm schwerer Mann nimmt einen Liter Bier zu sich. Das Bier habe der Einfachheit halber einen Alkoholanteil von fünf Prozent; dann kann man davon ausgehen, dass unsere erdachte Testperson 50 Gramm Alkohol zu sich genommen hat.

Die Widmark-Rechnung ergibt:

$$\frac{50}{(75 \times 0,7)} = 0,95\,\text{\textperthousand}.$$

Schon ein ziemlich beachtlicher Wert, nicht wahr? Glücklicherweise ist der Körper aber auch in der Lage, Alkohol abzubauen. Es gilt folgende Faustregel: In wachem Zustand baut der Körper ungefähr 0,15‰ pro Stunde ab, im Schlaf hingegen nur ca. 0,09 bis 0,1‰.

Spinnen wir unsere Modellrechnung weiter: Unsere Testperson ist auf den Geschmack gekommen und hat nach dem ersten Liter Bier weitergemacht. Insgesamt hat er in der Zeit von 18 bis 24 Uhr sechs Flaschen Bier, also insgesamt drei Liter Gerstensaft zu sich genommen.

Macht nach der berühmten Formel einen maximalen Promillewert von 2,86. Da er aber sechs Stunden in (mehr oder weniger) wachem Zustand verbracht hat, baut er in dieser Zeit ca. 0,9‰ ab. Angenommen, er geht um 24 Uhr zu Bett und gönnt sich acht Stunden Schlaf. In dieser Zeit reduziert sich sein Blutalkoholspiegel maximal um weitere 0,8‰.

Die mathematisch Versierten unter Ihnen haben wahrscheinlich schon mitgerechnet, aber hier das Ergebnis noch einmal für alle: Um acht Uhr morgens verfügt unsere Testperson noch über einen beachtlichen Blutalkoholpegel in Höhe von mindestens 1,15‰. In diesem Fall sollte man tunlichst von einer aktiven Teilnahme am Straßenverkehr unter Zuhilfenahme von Kraftfahrzeugen absehen. Restlos nüchtern wäre man in dieser Modellrechnung frühestens am beginnenden Nachmittag.

An dieser Stelle muss eine dringende Warnung an alle Menschen ergehen, die glauben, »ordentlich etwas vertragen zu können«. Es mag ja sein, dass bei trinkfesten Personen die beeinträchtigende Wirkung des Alkohols manchmal etwas länger auf sich warten lässt. Das bedeutet aber keinesfalls, dass der Körper auch schneller den Alkohol abbaut. Vielmehr ist die Wirkung auf das vegetative Nervensystem eine andere: Die Nerven sind an den Stoff gewöhnt und reagieren nicht in dem Maße wie bei anderen Menschen. Das bedeutet: Der Alkoholgehalt im Blut ist derselbe, der Körper reagiert nur weniger anfällig.

War das deutlich genug? Nein? Dann noch mal im Klartext: Ein Kampftrinker sitzt gemeinsam mit einem Antialkoholiker am Tisch. Beide trinken drei Flaschen Bier. Der Antialkoholiker beginnt zu lallen und zeigt erste Ausfallerscheinungen; der Gewohnheitstrinker hingegen »merkt noch gar nichts«. Das mag ja auch durchaus zutreffen, aber beide werden, wenn nicht schon viele Stunden vergangen sind, deutlich über ein Promille in den Adern haben.

Dieser Zusammenhang ist übrigens auch für ein Phänomen verantwortlich, das man scherzhaft als das »The-Day-After-Syndrom« bezeichnen könnte. Man nehme den folgenden Fall an, so grundfalsch und verwerflich dieses Szenario auch wirken mag: Am Tag zuvor hat man es richtig krachen lassen. Und aus welchen niederen Gründen auch immer kommt es am Tag danach zu erneutem Alkoholkonsum. Man stellt fest: Erstens schmeckt es bei weitem nicht so gut wie am Tag zuvor, und zweitens scheint die Wirkung auszubleiben. Es handelt sich um denselben Effekt. Der Blutalkoholspiegel steigt kontinuierlich an, das Nervensystem ist jedoch noch an die Wirkung gewöhnt und hält den störenden Einflüssen besser stand. Auch an dieser Stelle noch einmal die Warnung: Der Blutalkoholspiegel steigt genauso an, man merkt es nur nicht so sehr. Man darf auf keinen Fall der irrigen Hypothese aufsitzen, die Leber wäre gut in Schwung und könne den Alkohol schneller abbauen. Keine Chance!

Ich habe mir zum Ziel gesetzt, nicht nur zu unterhalten, sondern auch aufzuklären. Ab mit den alten Zöpfen, Schluss mit den Ammenmärchen, Adieu Halbwahrheiten. Natürlich ist es völliger Quatsch, zu hoffen oder sogar zu glauben, starker Kaffee oder eine kalte Dusche könnte den Ernüchterungsprozess beschleunigen. Wenn man zu wissen glaubt, es könnte möglich sein, so möge man reflektieren, dass dieses Wissen ziemlich sicher aus ähnlich verlässlichen Quellen wie z. B. 70er-Jahre-Italo-Western der C-Movie-Kategorie stammt. Es stimmt einfach nicht. Nichts und niemand in der Welt kann die Leber dazu bringen, Alkohol schneller abzubauen.

Bevor wir uns jedoch den Stoffwechselprozessen und vor allem auch den unangenehmen Begleiterscheinungen, die sie mit sich bringen, widmen, blicken wir auf die unterschiedlichen Stadien der Trunkenheit.

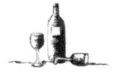

Die Wirkung von Alkohol

oder: Vom Schwips zur Atemlähmung

Nachdem der Alkohol in das System Körper eingespeist wurde, wirkt er sich unmittelbar auf den jeweiligen Konsumenten aus. Was nun wirklich jeder weiß: Je mehr man trinkt, umso verheerender die Wirkung. Die unterschiedlichen Stadien eines Rausches:

- *< 0,2 ‰ Alkohol im Blut:* erst entspannende, dann allmählich enthemmende Wirkung mit Steigerung der Redseligkeit;
- *ab 0,3 ‰ Alkohol im Blut:* erste Beeinträchtigungen wie Einschränkung des Sehfeldes und Probleme bei der Entfernungseinschätzung; die Aufmerksamkeit nimmt ungefähr in dem Maße ab, wie die Zuneigung zu den Anwesenden zunimmt;
- *ab 0,5 ‰ Alkohol im Blut:* deutliches Nachlassen der Reaktionsfähigkeit, deutliche Erhöhung der Risikobereitschaft.
- *ab 0,8 ‰ Alkohol im Blut:* erste Gleichgewichtsstörungen werden bemerkbar, das Gesichtsfeld ist eingeengt (Tunnelblick), die freundliche Enthemmung nimmt so lange zu, bis sie mehr oder weniger allmählich in Reizbarkeit umschlägt;
- *bei 1,0 bis 2,0 ‰ Alkohol im Blut:* deutlich bemerkbare Sprachstörungen stellen sich ein. Sowohl die Risikobereitschaft als auch die Aggressivität steigen an – was in direktem Zusammenspiel problematisch werden kann;
- *bei 2,0 bis 2,5 ‰ Alkohol im Blut:* starke Koordinations- und Gleichgewichtsstörungen, lallende Aussprache: der klassische Vollrausch eben;
- *ab 2,5 ‰ Alkohol im Blut:* Bewusstseinseintrübung, Lähmungserscheinungen, Doppeltsehen und Ausschaltung des Erinnerungsvermögens. Jetzt wird's langsam kritisch;

- *ab 3,5‰ Alkohol im Blut:* Lebensbedrohliche Zustände, es besteht die Gefahr einer Lähmung des Atmungszentrums, die zu Koma oder Tod führen kann;
- *ab ca. 4,5‰ Alkohol im Blut:* In den meisten Fällen tritt spätestens hier der Tod ein.

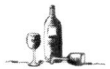

Der Alkoholabbau in der Leber

oder: Die große Herausforderung

Der Alkohol gelangte in den Körper, und dieser steht nun der großen Herausforderung gegenüber, jenen wieder abzubauen. Über die Fähigkeit, dies zu tun und über die Zeit, die dafür veranschlagt werden muss, haben wir bereits einiges erfahren. Und dass die Leber von der Natur mit dieser Aufgabe betraut wurde, ist ebenfalls kein Geheimnis. Aber was genau passiert eigentlich in diesem für unseren Körper so wichtigen Organ?

Nun, da es sich hierbei um chemische Prozesse handelt, hören sich die entsprechenden Begriffe nicht nur kompliziert, sondern sogar gefährlich an. Und das nicht zu Unrecht. Der Stoffwechselvorgang ist eigentlich ziemlich einfach zu beschreiben: In der Leber wird der Alkohol unter Zuhilfenahme eines Enzyms namens Alkoholdehydrogenase in einen

83

anderen Stoff umgewandelt, der es in sich hat: als Zwischenstoff entsteht das so genannte Acetaldehyd.

Man kann davon ausgehen, dass dieser Stoff es in Sachen Schädlichkeit und Giftigkeit locker mit dem Alkohol aufnehmen kann. Aber – wie gesagt – hier handelt es sich ja nur um ein Zwischenprodukt.

Denn nun kommt ein weiteres Enzym, die so genannte Aldehyddehydrogenase, zum Einsatz. Aus dem Acetaldehyd wird somit Essigsäure, rein vom Sprachgefühl her auch nicht gerade ein Stoff, den man sich in seinen Adern wünscht. Aber die Essigsäure ist ein ganz normales Stoffwechselprodukt, das dann durch den so genannten Zitronensäurezyklus letztendlich in Wasser und Kohlendioxid umgewandelt wird. Diese Endprodukte können dann via Atmung bzw. durch den Gang zur Toilette den Körper verlassen.

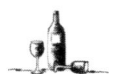

Asiaten und Alkohol

oder: Warum Asiaten häufig nichts vertragen

Wenn von Enzymen zum Alkoholabbau die Rede ist, so kommt man an einer bestimmten Besonderheit bei Menschen asiatischer Herkunft einfach nicht vorbei. Und hier folgt nun die *ganze* Geschichte.

84

Zahlreiche Asiaten vertragen, das ist bekannt, nur sehr wenig oder gar keinen Alkohol. Der Grund dafür ist, auch das hat sich mittlerweile wahrscheinlich herumgesprochen, dass ihnen ein bestimmtes Enzym fehlt, das für den Alkoholabbau verantwortlich ist.

Aber damit geben wir uns natürlich nicht zufrieden. Hier sind die Details: Der zweite Umwandlungsschritt, die Umwandlung von Acetaldehyd in Essigsäure, klappt bei Asiaten nicht so gut, weil das Enzym Aldehyddehydrogenase bei ihnen bei weitem nicht so leistungsfähig ist wie bei Menschen europäischer Herkunft.

Aber auch damit geben wir uns selbstverständlich nicht zufrieden und fragen uns: Warum ist das so? Ganz einfach: In Asien war man schon früh dem Rest der Welt in vielen Dingen weit voraus. So ist es in Asien schon seit mehreren Tausend Jahren bekannt, dass man Wasser durch Abkochen sterilisieren und so zu Trinkwasser aufbereiten kann. Da diese Technik in Europa bis vor wenigen Jahrhunderten völlig unbekannt war, war es hier zu Lande üblich, das Wasser durch die Beimischung von Alkohol wenigstens teilweise zu sterilisieren und so genießbarer und haltbarer zu machen. Der nahezu tägliche Konsum von Alkohol war quasi evolutiv wirksam, und es setzte sich in unseren Vorfahren eine gewisse Verträglichkeit für diesen Stoff durch. Dadurch bildete sich ein leistungsfähigeres Enzymsystem heraus. In Asien hingegen war man auf dieses Enzym nicht angewiesen.

Fehlt Menschen dieses Enzym, so wird der Genuss von Alkohol durch die Anreicherung des Körpers mit dem hochgiftigen Acetaldehyd zur Qual. Die Symptome, die wir als Kater kennen, stellen sich, frühzeitig und heftig, bei den Betroffenen schon während des Genusses von Alkohol ein. Man schätzt, dass ungefähr jeder zweite Mensch in Asien von diesen Besonderheiten betroffen ist. Wenn man dies berücksichtigt, so versteht man, warum in Asien der Alkoholismus weit weniger verbreitet ist als im Rest der Welt.

Die Pharmaindustrie hat sich diese Besonderheit übrigens zunutze gemacht. Bei der Therapie von Alkoholikern wird ein Medikament eingesetzt, das bei den betroffenen Personen die Bildung des Enzyms Aldehyddehydrogenase hemmt. Die dann niederschmetternde Wirkung geistiger Getränke soll den Süchtigen den Konsum von Alkohol dauerhaft austreiben.

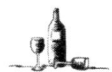

Alkohol und Kalorien

oder: Dick werden hoch drei

Alkohol ist ein ziemlich kalorienreicher Stoff. Ein Gramm reinen Alkohols liefert dem Körper einen Brennwert im Gegenwert von sieben Kilokalorien. Dadurch wird er nur von Fett übertroffen, das

neun Kilokalorien pro Gramm auf Ihren Hüften ver-
ewigt. Doch damit allein ist dieses Horrorkapitel
natürlich noch nicht abgeschlossen. Denn da es sich,
wie wir mittlerweile zur Genüge gelernt haben, beim
Alkohol um ein Gift handelt, ist die Leber vorrangig
damit beschäftigt, dieses Gift abzubauen. Was bedeutet: Der Fettstoffwechsel ruht in dieser Zeit. Der Körper hat somit ausreichend Gelegenheit, das Fett zu
speichern.

Na, schönen Dank! Aber auch das war's noch nicht!
Denn im Allgemeinen konsumiert man Alkohol ja
nicht pur, sondern auf sympathische Weise gestreckt
als Wein, Bier oder auch Eierlikör. Und alle diese
Getränke haben eines gemeinsam: Neben dem reinen
Alkohol enthalten sie obendrein Zucker, Stärke und
manchmal auch Sahne usw. Darüber hinaus bleibt es
meistens auch nicht bei einem Glas. Und dazu regt
Alkohol auch noch den Appetit an, und um den Elek-
trolythaushalt nicht zum Zusammenbruch zu bringen, konsumiert man obendrein noch Chips, Erdnüs-
se oder gern auch mal die eine oder andere Salz-
stange.

Und als wenn das noch nicht reichte, kriegt man am
Tag danach noch diesen perversen Appetit auf Salziges und Fettiges. Die Bilanz können Sie sich vorstellen: Alkohol macht dick. Da geht kein Weg dran vorbei. Wie dick? Schauen Sie mal hier:

Jeweils 100 Milliliter der nachstehenden Getränke
enthalten eine Kalorienmenge, die sich irgendwo
zwischen Minimum und Maximum bewegen wird.

| Trinkmenge | Kaloriengehalt (in kcal.) | |
100 ml	Min	Max
Altbier	40	45
Apfelkorn	195	200
Apfelwein herb (4 %)	38	43
Bockbier (7 %)	60	65
Branntwein (38 %)	200	210
Champagner	70	90
Diät-Vollbier	30	35
Doppelkorn (38 %)	200	210
Eierlikör	320	350
Export	42	48
Fruchtsaftlikör	300	350
Gin	250	300
Klarer (32 %)	175	182
Leichtbier	25	28
Leichte Weine	60	70
Ouzo (38 %)	200	220
Pils	42	50
Portwein	160	170
Rum (38 %)	235	250
schwere Weine	70	80
Sekt	75	110
Sherry, trocken	110	120
Weinbrand	235	245
Weizenbier	40	50
Wermut	100	160
Whisky	240	250

Wenn Sie die Angaben in Kilojoule vermissen: Nehmen Sie Ihren Taschenrechner zur Hand und multiplizieren Sie den Wert ihrer Wahl mit dem Faktor 4,2. Das Ganze ist schon ziemlich übersichtlich, aber letztendlich vielleicht nicht übersichtlich genug. Denn 100 ml sind nicht immer gleich 100 ml. 100 ml kühles Bier kann man problemlos in einem Zug in sich aufnehmen. Bei 100 ml warmem Weizenkorn sieht das normalerweise ganz anders aus.

Wir kehren daher zu unserer gedachten Testperson – die mit den sechs Flaschen Bier, Sie erinnern sich – zurück. In dieser gedachten Person setzt sich ein nahezu unaussprechlicher Gedanke fest: Er (denn es war ja ein Mann) möchte gerne wissen, durch den Konsum welcher Getränke er – ohne die Berücksichtigung geschmacklicher Präferenzen – sich dieselbe Menge Alkohol verabreichen kann, aber unter der Prämisse, möglichst wenige Kalorien zu sich zu nehmen.

Hier kommt die Antwort:

Getränk	Kaloriengehalt (in kcal.), wenn eine mit 3 l Bier vergleichbare Alkoholmenge konsumiert wird
Eierlikör	2513
Leichtbier (2,5%)	1988
Fruchtsaftlikör	1625
Cidre	1594
Apfelwein herb (4%)	1519
Sekt	1388
Pils	1380

Getränk	Kaloriengehalt (in kcal.), wenn eine mit 3 l Bier vergleichbare Alkoholmenge konsumiert wird
Export	1350
Bockbier (7%)	1339
Altbier	1275
Portwein	1238
Champagner	1200
Gin	1179
Weizenbier	1125
Leichte Weine	1083
Apfelkorn	988
Diät-Vollbier	975
Rum (38%)	957
Weinbrand	947
schwere Weine	938
Whisky	919
Sherry, trocken	863
Klarer (32%)	837
Ouzo (38%)	829
Branntwein (38%)	809
Doppelkorn (38%)	809
Wermut	809
Wodka	809

Nun gut. Wer allen Ernstes auf die Idee kommt, sich mit Eierlikör zu betrinken, ist nun wirklich selbst schuld. Ansonsten wird es hoffentlich niemanden überraschen, dass zuckerhaltige Getränke eine höhere Kalorienzahl aufweisen. Klare Schnäpse wie Korn oder Wodka sind ja bekanntlich nichts anderes als mehr oder weniger reiner Alkohol, der durch die Streckung mit Wasser auf trinkbares Niveau gebracht worden ist.

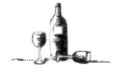

Der Kater

oder: »Niiiie wieder, ich schwöre!«

Der Alkohol ist also abgebaut. Das nächste Kapitel ergibt sich dann quasi von selbst. Jeder kennt ihn, wenn nicht aus eigener Erfahrung, so doch wenigstens vom Hörensagen. Lassen Sie sich nun erklären, warum der Kater so ist, wie er ist, und vielleicht auch, was man tun kann, um ihm vorzubeugen. Und wenn das nicht klappt, dann schauen wir einmal, wie man wenigstens die Symptome lindern kann.

Kommen wir zunächst auf den Namen zu sprechen. Auch wenn es einige Vertreter gibt, die tatsächlich der Meinung sind, dass die Herkunft des Begriffs über die Gedankenbrücke »Katzenjammer« aus dem Tierreich stammt, so entscheiden wir uns für die andere Erklärung.

Und die geht so: Wie schon der Name Alkohol aus dem Arabischen stammt, so ist auch der Begriff Kater auf den nahöstlichen Begriff »Katarrh« zurückzuführen. Noch heute kennt man diesen Begriff aus der Lungen- respektive Bronchialheilkunde. Ursprünglich bedeutete er nichts anderes als ein erkältungsbedingtes allgemeines Unwohlsein. Allmählich wurden mit diesem Begriff immer häufiger die schlimmen Nachwirkungen übermäßigen Alkoholkonsums bezeichnet, die ja in ihrer Detailausprägung durchaus Parallelen zu einem mittelschweren grippalen Infekt aufweisen.

Schauen wir mal, welche einzelnen Symptome der Gesamtzustand Kater so aufzuweisen hat und worauf sie zurückzuführen sind. Beginnen wir mit dem Nachdurst.

Warum möchte man am Tag danach aus Eimern trinken, warum hat man das Gefühl, niemals im Leben etwas Köstlicheres getrunken zu haben als Mineralwasser oder kalte Cola? Ganz einfach: weil Alkohol entwässert. Aber wir wollen es ja genau wissen.

Im Wasserhaushalt des Körpers ist ein Hormon in Einsatz, das eine ganz besondere Recyclingaufgabe übernimmt. Das so genannte »antidiuretische Hormon« (ADH) sorgt normalerweise dafür, dass ein Teil der in der Niere gereinigten Körperflüssigkeit nicht via Harnröhre ausgeschieden, sondern wieder in den Körper eingespeist wird. Durch den Genuss und den dann einsetzenden Abbau von Alkohol wird dieses Hormon in seiner Wirkung gehemmt. Die Folge ist ein vermehrtes Ausscheiden von Flüssigkeit, und mit ihr gehen viele Mineralstoffe verloren. Es stimmt also: Je mehr Alkohol man trinkt, umso mehr Durst bekommt man. Ein Teufelskreis!

Die fehlende Flüssigkeit sowie die ausgeschiedenen Mineralstoffe müssen natürlich dem Körper wieder zugeführt werden. Deswegen lautet die Devise am Tag danach: trinken, trinken, trinken ... ach ja, Essen hilft natürlich auch. Jeder, der einen Kater kennt, kennt auch den eher ungewöhnlichen Appetit am Tag danach. Es treibt einen hin zu sauren und/oder salzigen Speisen. Der Grund ist natürlich klar: Der Körper will seine Mineralstoffe wiederhaben.

Übrigens: Der Hang zum Fettigen ist so ohne weiteres nicht erklärbar. Denn nach intensiver Recherche (theoretischer, versteht sich) zeichnet sich ab: Der Appetit auf einen strammen Max zieht Sie eigentlich zum Salz im Schinken und auf dem Ei. Selbiges gilt für die Currywurst mit Pommes frites. Auch hier ist es nicht das Fett, sondern das Salz, das der Körper verlangt.

Kommen wir nun zu den Kopfschmerzen. Dafür gibt es unterschiedliche Erklärungsansätze. Hier sind vier davon, aber wahrscheinlich tragen alle vier genannten Ursachen wenigstens zum Teil zum Kopfschmerz bei.

Alkohol erweitert die Gefäße. Diese Wirkung kommt dadurch zustande, dass Alkohol die Blutplättchen veranlasst, das Hormon Serotonin freizusetzen, das wiederum die Blutgefäße erweitert. Dadurch werden

aber bestimmte Schmerzrezeptoren in den Gefäß-
wänden gereizt, was dann letztendlich zu den besag-
ten Kopfschmerzen führt.

Nach einer anderen Theorie spielen die giftigen und
zellschädigenden Abbauprodukte des Alkohols eine
wichtige Rolle beim Entstehen des Katers – auf diese
Vorgänge wurde bereits ausführlich eingegangen.

Darüber hinaus scheint auch der Flüssigkeitsverlust
für Kopfschmerzen verantwortlich zu sein, da die
Veränderungen des Wasserhaushalts auch die Zellen
des Gehirns betreffen.

Und nicht zuletzt ist auch die Beschaffenheit der konsumierten Getränke für den Kopfschmerz verantwortlich. Hier gilt folgende Faustregel: je »unreiner«
das Getränk, umso größer der Kopfschmerz. Denn
in vielen alkoholischen Getränken sind die so genannten Fuselöle enthalten, die bei ihrem Abbau
das superschädliche und giftige Methanol freiset-
zen.

Man nehme beispielsweise Rotwein oder Weizenbier
und vergleiche diese Getränke vor dem inneren Auge
mit Wodka oder Korn. Es fällt auf, dass es sich bei den
zuletzt genannten Getränken um klare Flüssigkeiten
handelt. Und wer jetzt vermutet, dass es sich bei
den »Klaren« um die reinere Form alkoholhaltiger
Getränke handelt, der hat natürlich Recht. Wodka
beispielsweise wird gern mal nach der Destillation
durch feinste Kohlefilter geschickt, um möglichst viele Schwebstoffe herauszufiltern. Und beim Alkoholkonsum gilt folgende Gedankenkette: Keine Schweb-

stoffe – keine Fuselöle – kein Methanol – weniger Kopfschmerzen. Das geht zwar letztendlich auf Kosten des Geschmacks, aber dafür bekommen wir auch schwächere oder gar keine Kopfschmerzen.

Und nun zu den depressiven Verstimmungen. Wie ja bereits festgestellt wurde, wird der Alkoholgenuss in seinem frühen Stadium durch zwei wesentliche Wirkungen begleitet. Zum einen tritt relativ früh ein Gefühl der Entspannung ein, zum anderen hat Alkohol eine stark euphorisierende Wirkung: Man wird also ruhig und gleichzeitig fröhlich. Wie bei vielen anderen Drogen auch scheint die psychische Wirkung auf Kreditbasis zu funktionieren.

Das kann man sich ungefähr so vorstellen: In 24 Stunden steht jedem Menschen ein gewisses Maß an Entspannung und guten Gefühlen zur Verfügung. Durch den Konsum von Alkohol schafft man es, diese guten Gefühle in relativ kurzer Zeit vollständig abrufbar zu machen. Das bedeutet, dass die Stimmung am Tag danach entsprechend ins Gegenteil umschlägt. Frust, depressive Verstimmungen, ein schlechtes Gewissen, Nervosität, all das kann einem – als wären die rein körperlichen Folgen des Katers nicht schon schlimm genug – den »Tag danach« erst recht verhageln.

Unterstützt wird diese depressive Grundstimmung durch die unmittelbaren Folgen, die die Kombination von euphorisierender und enthemmender Wirkung des Alkohols mit sich bringt. Das gilt erst recht, wenn man es geschafft hat, die Euphorie allmählich durch Reizbarkeit, wenn nicht sogar Aggressivität zu ersetzen.

Denn wenn man es tatsächlich hinbekommen hat,

- dem einen oder der anderen »endlich mal zu sagen, was man wirklich von ihm oder ihr hält«, oder
- einer Person die Liebe zu gestehen, selbst wenn man sie eigentlich gar nicht so sehr leiden kann, oder
- das ganze Elend der Welt in Form eines »Moralischen« über einen hereinbrechen zu lassen oder
- in Gegenwart von Freunden und Bekannten schlichtweg einzuschlafen und dabei auf den Tresen zu sabbern,

so sind diese oder ähnliche Aktionen natürlich hervorragend dazu geeignet, auch das psychische Wohlbefinden am Tag danach nachhaltig negativ zu beeinflussen. Intensive Gespräche mit Menschen, die sich damit auskennen, haben Folgendes ergeben: Letztendlich ist es in schweren Fällen nicht einfach zu identifizieren, was denn nun mehr zur desaströsen Stimmung am Tag danach beiträgt – die körperlichen oder die seelischen Beeinträchtigungen.

Die Wissenschaft hat festgestellt, dass durch den Konsum einer ausreichenden Menge Alkohol eine Störung des so genannten circadianen Rhythmus' ausgelöst wird. Ein schickes Fremdwort, zugegeben. Es bedeutet freilich nichts anderes, als dass die innere Uhr erheblich aus dem Takt gekommen ist. Bei einem

Vollrausch, davon kann man ausgehen, kommen einem während des Schlafs bis zu sechs Stunden abhanden. Mit anderen Worten: Nach 10 Stunden Schlaf im Rausch hat man das Gefühl, nur vier bis fünf Stunden geschlafen zu haben.

Nimmt man diese Tatsache und berücksichtigt zudem, dass während des Schlafs der Alkohol langsamer abgebaut wird als im wachen Zustand, so verliert eine Redensart immer mehr an Sinn. Denn »den Rausch auszuschlafen« ist offensichtlich gar nicht so einfach, wie es sich anhört. Der positivste Effekt scheint der zu sein, dass man durch den rechtzeitigen Wechsel ins Reich der Träume davon abgehalten wird, das biochemische Chaos im eigenen Körper noch weiter auf die Spitze zu treiben.

Der große Wasserverlust wird auch hierfür verantwortlich gemacht. Das Blut wird dickflüssiger und ist daher nicht in der Lage, die Schlackenstoffe aus dem Gewebe abzutransportieren. Die dadurch bedingte Anreicherung von Milchsäure in den Muskeln führt also nicht nur durch Sport, sondern auch durch exzessive Partys zu einem – Achtung! – Muskel*kater*. Sicherlich kein Zufall, diese begriffliche Parallele.

Dass der Körper übersäuert ist, wird nach dem Kapitel über den Alkoholabbau im Körper wohl niemanden mehr überraschen. Und dass sich diese Übersäuerung auch auf den Magen überträgt, dessen Hauptaufgabe es ja schließlich ist, Salzsäure als Grundstoff für die Verdauung zu produzieren, das

97

scheint nahe zu liegen. Darüber hinaus verfügen unsere Körper über eine ureigene Schutzreaktion: Im Falle einer Vergiftung versucht der Organismus, sich der Giftstoffe per Magenentleerung zu entledigen. Fatal nur, dass beim Abbau von Alkohol die giftigsten Stoffe (das Acetaldehyd, Sie werden sich erinnern) erst hergestellt werden, wenn der Magen schon lange nicht mehr im Spiel ist. Das Problematische daran ist, dass man sich so lange übergeben kann, wie man will: Den Entgiftungsprozess kann man so logischerweise nicht mehr beeinflussen.

Fassen wir zusammen und nehmen einen besonders schweren Fall. Das Problem eines massiven Katers ist, dass sich die einzelnen Symptome in ihrer gemeinsamen Wirkung nicht addieren, sondern potenzieren. Man ist todmüde. Im Kopf hämmern Schmerzen ungeahnten Ausmaßes. Es kostet viel Kraft, die depressive Verstimmung ob des wahrscheinlich massiven Fehlverhaltens vom Vortag wenigstens teilweise zu verdrängen. Man merkt, wie sich das beginnende Unwohlsein im Magen allmählich verschärft.

Man spürt, man muss sich übergeben. Da man bei diesem ohnehin deprimierenden Vorgang eine Körperhaltung einnimmt, die durchaus als erniedrigend zu bezeichnen ist, ist dieser Vorgang keinesfalls dazu geeignet, die angeschlagene Stimmung zu verbessern. Das Blut schießt als Konsequenz der Aktion in den Schädel und verstärkt die Kopfschmerzen um ein Vielfaches. So richtig abgerundet wird die Stimmung im Anschluss daran durch den Blick in den Spiegel. Triefende, glasig rote und zugeschwollene Augen, feine geplatzte Äderchen auf Wange und Jochbein, insgesamt ein Bild zum Abgewöhnen. Spätestens dann ist es an der Zeit, gute Vorsätze zu fassen.

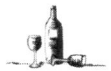

Die Abteilung Hausmittel

oder: Was wirklich gegen den Kater hilft

Die immer wieder gern abgelassene Plattitüde vorneweg: Weniger trinken ist natürlich das beste Rezept. Aber das ist leider nicht logisch, um nicht zu sagen paradox. Denn wenn man merklich weniger trinkt, hat man zwar keinen Kater. Aber dann braucht man auch kein Rezept.

Weil es so schön einfach ist: Ein taugliches Rezept, das man allerdings eher unter die Überschrift »Rosskur« stellen sollte, ist, vor sich hin zu leiden, die Symptome als gerechte Strafe der Natur zu akzeptieren und sich darüber zu freuen, wenn sie irgendwann abklingen.

Will man aktiv in das Geschehen eingreifen, kann man relativ einfach folgende Maßnahmen einleiten:

- viel trinken (Wasser, versteht sich), um den Flüssigkeitsverlust auszugleichen;
- viel frische Luft (für die Abarbeitung der Giftstoffe benötigt der Körper viel Sauerstoff), und

■ auch den Gelüsten auf Salziges und Saures sollte man ruhig nachgeben, wenn der Magen mitspielt.

Und jetzt kommt's: Jede vernünftige Quelle, die von uns zur Vorbereitung dieses Buches in Anspruch genommen wurde, rät dringend davon ab, der alten Volksweisheit zu folgen, man müsse nur mit dem Getränk weitermachen, mit dem man aufgehört hat. Selbstverständlich folgen wir diesen seriösen Quellen uneingeschränkt. Das berühmt-berüchtigte Reparaturbier, auch »Stützbier« genannt, kuriert nämlich im besten Fall lediglich die Symptome und führt die Dehydrierung des Körpers nur unnötig fort. Wenn man sich dann tatsächlich besser fühlt, dann nur, weil der alte, massive und verbrauchte Rausch durch einen neuen, kleineren und frischen ersetzt wird. Eine ganz fatale Lösung, weil es zu allem Überfluss auch die Höchststrafe für die Leber darstellt.

Und was hätten wir noch im Angebot? – Hier die gesammelten Tipps in Stichworten:

Vorher:

■ 8–10 Kapseln mit Gamma-Linolensäure einnehmen. Diese essenzielle Fettsäure wird zu einem hormonähnlichen Stoff Prostaglandin Typ 1 umgewandelt, der für Nervenfunktion, Blutzuckergehalt und Flüssigkeitsbalance verantwortlich ist;

■ Natron einnehmen; es wirkt der Übersäuerung entgegen.

Beim Trinken:

- nach jedem Glas Alkohol ein Glas Wasser trinken (macht natürlich kein Mensch).

Nachher:

- Fruchtzucker in Form von Honig soll helfen, den Alkohol abzubauen; Vitamine sind natürlich auch nicht schlecht.
- Tees (Kamille, Pfefferminz, Melisse, Schafgarbe) beruhigen den Magen, vorausgesetzt, sie bleiben drin;
- wenn Schmerzmittel nötig sind, gilt es Folgendes zu beachten: Wenn schon, dann Ibuprofen-haltige Substanzen einnehmen, denn: Paracetamol ist nicht gut für die Leber (und die hat ja eh schon genug zu tun), und Acetylsalicylsäure ist magenaggressiv und führt zu einer zusätzlichen Übersäuerung (und das kann man auch nicht unbedingt brauchen). Im Zweifel fragen Sie Ihren Arzt oder Apotheker.

Ansonsten kann man an dieser Stelle nur eines wiederholen: Zähne zusammenbeißen (es sei denn natürlich, Ihnen wird schlecht)!

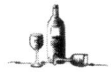

Alkohol und Gesundheit I

oder: Der totale Rundumschlag

Den Kater, das akute Symptom, hätten wir abgearbeitet, und jetzt geht's im wahrsten Sinne des Wortes an die Substanz. Auch wenn der Zeigefinger so weit wie möglich unten bleibt, so ist es doch spätestens jetzt an der Zeit, ein wenig ernster zu werden und über die längerfristig schädlichen Folgen des Alkohols aufzuklären.

Glaubt man den einschlägigen Quellen, und das sollten wir besser tun, so gibt es kaum einen Bereich des menschlichen Körpers, der nicht durch den Genuss von Alkohol in Mitleidenschaft gezogen wird:

- die Leber (ein eigenes Kapitel folgt);
- das Herz-Kreislauf-System: Hypertonie, also Bluthochdruck, ist das passende Stichwort;
- die Bauchspeicheldrüse: Eine akute Entzündung derselben (Terminus technicus: Pankreatitis) kann chronisch, eine chronische Pankreatitis dann schließlich zu Krebs werden;
- der Magen: Hier gilt Ähnliches, nur der Fachbegriff lautet anders: nämlich Gastritis;
- das Gehirn, auch hierzu später im Detail mehr.

Diese Zusammenstellung stellt wirklich nur die wichtigsten Bereiche heraus, gehen Sie doch bitte einfach davon aus, dass ständiger übermäßiger Alkoholkonsum in der Lage ist, fast sämtliche Körperfunktionen mehr oder weniger endgültig zu beeinträchtigen. Eins ist selbstverständlich klar: die Menge macht's.

Wenn ich hier die vielerlei gesundheitsschädigenden Wirkungen von Alkohol beschreibe, so ist natürlich klar, dass zum einen die absolute Menge des dem Körper pro »Trinkereignis« zugeführten Alkohols für gesundheitliche Schäden verantwortlich ist, und zum anderen ist die Frequenz des Alkoholgenusses ein ausschlaggebendes Kriterium.

Fangen wir einmal ganz grob an: Was ist denn nun schädlicher, der tägliche Konsum kleinerer Mengen oder sich einmal in der Woche, wie man in der Fachsprache sagt, »so richtig die Kante zu geben«? Die Antwort lautet eindeutig und unumstößlich: Kommt darauf an!

Rückt man das Zentralorgan, die Leber, in den Mittelpunkt, so ist die Antwort relativ eindeutig: Die Leber braucht mindestens zwei bis drei Tage, um sich von einem Vollrausch halbwegs zu erholen. Hat man oder befürchtet man hingegen Probleme mit dem Herz-Kreislauf-System, so ist, darauf scheint sich die Wissenschaft geeinigt zu haben, der regelmäßigere Konsum kleinerer Mengen relativ gesehen weniger schädlich für diesen auch nicht unwichtigen Bereich des menschlichen Körpers.

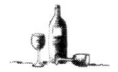

Alkohol und Gesundheit II

oder: »Soll ja auch gesund sein ...«

Stimmt. In den letzten Jahren sind immer wieder Berichte durch die Medien gegangen, in denen die gesundheitsfördernde Wirkung von Alkohol – vor allem der Rotwein wird in diesem Zusammenhang gern herausgestellt – beschrieben wird. In kleinen, um nicht zu sagen kleinsten Mengen scheint das auch zuzutreffen.

Die Wissenschaftler sind sich einig: Für einen Mann scheint eine tägliche Alkoholdosis in Höhe von 20 bis 40 Gramm unschädlich; bei den Frauen verringert sich die Menge auf ca. 10 bis 15 Gramm. Noch einmal zum Vergleich: In einer Flasche Bier (0,5 l) sind ca. 25 Gramm enthalten.

Das Gläschen Rotwein zum Abendessen scheint tatsächlich, alles natürlich ohne Gewähr, gut für den Körper zu sein. In besonders kooperativen Quellen wird die unschädliche Menge sogar auf 50 Gramm für den Mann und auf 20 Gramm für die Frau heraufgesetzt. Hier eine Übersicht über die positiven Auswirkungen von täglichem Alkoholgenuss in kleinsten Mengen:

Funktionsbereich	Wirkung
Verdauung	Appetitanregung, Anregung der Darmtätigkeit
Herz-Kreislauf	Abfall des koronaren Gefäßwiderstands, Optimierung der Herztätigkeit, Gefäßerweiterung

Funktionsbereich	Wirkung
Atmung	Verbesserung des Atemzugvolumens, Anregung des Sauerstoffaustauschs in der Lunge
Hormone	Anregung so ziemlich sämtlicher Drüsen, die der Körper zu bieten hat, auch der Bauchspeicheldrüse, der Geschlechtsdrüsen, der Nebennieren usw.
Skelett und Muskeln	Anstieg der Knochendichte, Anregung des Kalziumstoffwechsels
Nieren und Harnwege	Steigerung des Harnflusses, Anregung des Schadstoffabbaus über den Urin
Hirn, Psyche, Nerven	Leichte Euphorisierung, antidepressive Wirkung, bessere Leistungsfähigkeit des Gehirns, Verbesserung der Durchblutung des Gehirns
Immunsystem	Positive Beeinflussung des Alterungsprozesses, Erhöhung und Aktivitätssteigerung von Antioxidanzien, Entzündungshemmung und Förderung der Wundheilung

Eine fürwahr stattliche Aufstellung, und Sie werden jetzt sagen: Erst ist alles schädlich, und jetzt scheint der Alkohol auf einmal ein Allheilmittel zu sein! Stimmt: Denken Sie bitte an Herrn Paracelsus (siehe Seite 24). Und schließlich weiß ja auch der Volksmund, dass jedes Ding zwei Seiten hat. Wir halten fest: Kleinere Mengen Alkohol sind wahrscheinlich gut für den Körper, größere hingegen mit Sicherheit nicht. Und wenn Sie, liebe Leserin, lieber Leser, zu der Generation gehören, die sich täglich ihr Stärkungsmittel Klosterfrau Melissengeist, Galama, Doppelherz, Tai-Ginseng, Biovital und wie sie alle heißen gönnen, dann berücksichtigen Sie bitte, dass es sich hierbei bereits um ein Schnäpschen handelt und das Glas Wein am Abend dann nicht mehr nötig ist!

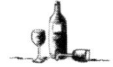

Alkohol und Medikamente

oder: Zu Risiken und Nebenwirkungen

Auch hier gilt natürlich die Faustregel: Wenn Sie Medikamente einnehmen müssen, verzichten Sie doch ganz einfach komplett auf Alkohol. Aber ganz so einfach ist es ja bekanntlich nicht. Deswegen gehen wir mal ins Detail.

Es gibt, grob gesagt, drei mögliche Wechselwirkungen zwischen Medikamenten und Alkohol. Zum einen werden Medikamente wie auch der Alkohol über die Leber abgebaut. Ist die Leber aber mit dem Alkoholabbau beschäftigt, so können die Medikamente nur sekundär abgebaut werden. Ergebnis: Sie wirken länger, und das nicht nur hinsichtlich ihrer Haupt-, sondern auch ihrer Nebenwirkungen.

Darüber hinaus gibt es Medikamente, die dieselben Angriffspunkte im Körper nutzen wie der Alkohol. Dadurch verstärken beide Stoffe gegenseitig ihre Wirkung, was fatale Folgen haben kann. Also: Mal wirkt die Arznei länger, mal heftiger – und beides ist von den verordnenden Medizinern sicher nicht gewollt.

Hier ein paar Typen von Medikamenten, deren Wirkung verstärkt werden kann:

- Beruhigungs-, Schlaf- und Betäubungsmittel,
- blutdruckregulierende Mittel und herzwirksame Medikamente,
- Medikamente zur Entkrampfung von Muskeln,
- Insulin und manche Tabletten gegen Diabetes.

Und schließlich, um die Sache abzurunden, gibt es auch Medikamente, deren Wirkung vermindert werden kann:

- Beruhigungs-, Schlaf- und Betäubungsmittel,
- manche Tabletten gegen Diabetes.

Und dann gibt es noch Medikamente, die wiederum den Abbau von Alkohol im Körper hemmen. Dazu gehören einzelne Antibiotika sowie wiederum Mittel gegen Diabetes. Besondere Vorsicht sollte man walten lassen, wenn man Medikamente einnimmt, die auf das zentrale Nervensystem einwirken, also zum Beispiel Mittel gegen Epilepsie, gegen Depressionen und gegen die Parkinson-Krankheit.

Und jetzt kommt die gute Nachricht: Die Pharmaindustrie war so freundlich und hat in den vergangenen Jahren verstärkt daran gearbeitet, ihre Produkte von diesen unangenehmen Nebenwirkungen zu befreien.

Hier noch einmal ausdrücklich der eigentlich hinlänglich bekannte Rat: Lesen Sie *wirklich* den Beipackzettel und fragen Sie *wirklich* Ihren Arzt oder Apotheker, wenn Sie es für nötig halten.

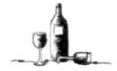

Alkohol und Schwangerschaft

oder: Finger weg!

Lassen Sie mich nun wenigstens ein einziges Mal uneingeschränkt den Zeigefinger heben: Wenn sich bei Ihnen Nachwuchs angemeldet hat, so hat Alkohol in Ihrem Körper absolut nichts zu suchen – vorausgesetzt natürlich, Sie sind eine Frau. (Wir Männer können uns beim Thema Alkohol auf die egoistische Position zurückziehen, dass wir in der Regel ja schon vorher unseren Beitrag zu Befruchtung und Menschwerdung geleistet haben.)

Je größer die Alkoholmenge ist, die Sie Ihrem Körper während der Schwangerschaft zuführen, umso größer ist die Wahrscheinlichkeit, Ihr Kind schwer zu schädigen. (Die extreme Form der Schädigung des ungeborenen Kindes nennt man fetales Alkoholsyndrom oder auch Alkohol-Embryopathie.) Also Finger weg vom Alk! Wenn Sie sich nicht an diese Empfehlung halten, riskieren Sie, Ihrem Kind Folgendes anzutun:

- Minderwuchs,
- Untergewicht,
- kleiner Kopfumfang (Mikrozephalie),
- Fehlbildungen innerer Organe, z. B. Herzfehler,
- Auffälligkeiten des Genitals und der Harnwege,
- Hautfalten an den Augenecken / kleine Augenöffnungen,
- tiefe Nasenbrücke (»Stupsnase«) / kurze abgeflachte Nase,
- dünne Oberlippe,
- kleine Rinne zwischen Nase und Oberlippe.

Bei kontinuierlichem Alkoholkonsum während der Schwangerschaft kann, nein, muss man von einer dauerhaften Einschränkung der intellektuellen Fähigkeiten des Kindes ausgehen. Außerdem kann die Feinmotorik beeinträchtigt werden, das Sozialverhalten kann negativ beeinflusst werden und so weiter und so fort. Wie kommt es zu diesen gravierenden Schädigungen? – Ganz einfach. Das ungeborene Kind hat noch keine voll funktionsfähige Leber, daher sammeln sich die Gifte, die Sie zu sich nehmen, im Körper Ihres Babys an und richten dort die geschilderten Verheerungen an.

Lassen Sie uns doch bitte der Einfachheit halber dieses Thema abkürzen. Auch auf die Gefahr hin, uns zu wiederholen: Kein Alkohol, sobald Sie wissen, dass Sie schwanger sind! Und keine Angst im Blick auf die Zeit davor: Wenn Sie schon schwanger sind, es aber noch nicht wissen können, dann kann auch noch nichts passieren. Denn in den ersten

Tagen steht die befruchtete Eizelle noch nicht in ausreichendem Maße in Kontakt mit Ihrem Stoffwechsel.

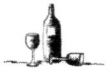

Die Leber

oder: Das Zentralorgan im Fokus

Auch vor der Lektüre dieses Werks werden Sie wahrscheinlich schon gewusst haben, dass die Leber als Zentrallabor für eine wenigstens für den Laien unüberschaubare Vielzahl von Stoffwechselvorgängen zu sorgen hat. Als hauptverantwortliches Organ für die Entgiftung des Körpers ist sie somit selbstverständlich auch für den Alkoholabbau zuständig. Und dass sie durch übermäßigen Alkoholkonsum auch geschädigt werden kann, ist sicher auch nichts Neues. Aber wann wird es denn wirklich kritisch? Bereits weiter oben im Text haben wir Ihnen Zahlen präsentiert, die ungefähr angeben, ab welcher Menge Alkohol mit gesundheitlichen Problemen zu rechnen ist.

Betrachtet man die Leber, so scheinen die oben angeführten Grenzwerte tatsächlich voll in Ordnung zu sein. Andere Quellen erhöhen die akzeptable tägliche Alkoholdosis sogar auf 60 bis 80 Gramm pro Tag (ca. drei Flaschen Bier oder eine Flasche Wein). Aber aufpassen: Das ist der höchste Wert, den wir in unserer umfassenden Recherche überhaupt finden konnten. Von Fachleuten als konservativ eingeschätzte Experten gehen davon aus, dass Männer ca. 210 Gramm Alkohol pro Woche, Frauen ca. 140 Gramm Alkohol pro Woche ohne Schädigung der Leber wegstecken können. Noch ein letztes Mal umgerechnet: Das bedeutet in unserer Bierwährung für Männer ca. acht bis neun Flaschen Bier, für Frauen ca. sechs Flaschen. Je dauerhafter und deutlicher man diese Grenzwerte überschreitet, umso wahrscheinlicher ist es, dass man sich eine akute oder auch chronische Lebererkrankung zuzieht.

Nachfolgend stellen wir Ihnen die drei Haupterkrankungen der Leber durch Alkoholmissbrauch vor.

Die Fettleber

Der Abbau von Alkohol in der Leber führt dazu, dass andere Stoffwechselvorgänge in den Leberzellen reduziert werden oder sogar aussetzen. Eine weitere große Aufgabe der Leber liegt nämlich darin, den Transport von Fettmolekülen in die dafür vorgesehenen Depots (die finden sich bei Männern in der Regel am Bauch, bei Frauen in der Regel an Oberschenkeln und Hinterteil) zu organisieren.

Für diesen Transport benötigt die Leber Sauerstoff, der aber leider im Falle kräftigen Alkoholzuspruchs schon für den Abbau von Alkohol verbraucht wird. Schließlich handelt es sich bei diesem Stoff um ein Gift, und der Abbau von Giften genießt auf der Prioritätenliste der Leber einen größeren Stellenwert als die sonstigen Stoffwechselprozesse. Das unweigerliche Ergebnis: Das zurückbleibende Fett sammelt sich in der Leber an.

Die Symptome sind für den Leidenden oft diffus. Das vergrößerte Volumen der Leber kann etwa für ein Druckgefühl im rechten Oberbauch sorgen, Müdigkeit und Mattheit sprechen ebenfalls für eine Fettleber. Sicherheit zu erlangen ist einfach: Eine Ultraschalluntersuchung beim Arzt gibt in der Regel schnell und umfangreich Auskunft.

Die Fettleber an sich ist nicht das größte Problem, das wir hier zu bieten haben. Denn die Leber ist ein Organ, das über erstaunliche Selbstheilungskräfte verfügt. Durch eine ein- bis zweimonatige Abstinenz mit entsprechender Anpassung der Ernährung kann bei einfacheren Fällen in der Regel geholfen werden. Stichwort Ernährung: Lassen Sie mich an dieser Stelle einen Hinweis vorwegnehmen. Natürlich kann man auch ohne jeglichen Alkoholkonsum an einer Fettleber leiden – eine entsprechend fettreiche Ernährung vorausgesetzt. Und natürlich macht's auch hier die Summe. Heftiger Alkoholkonsum plus fettreiche Ernährung erhöht selbstverständlich die Wahrscheinlichkeit, an einer Fettleber zu erkranken. Aber, wie gesagt, eine Fettleber kann recht problemlos geheilt werden. Noch ist also nichts wirklich Schlimmes passiert. Das sieht allerdings bei den nächsten Stufen auf der Skala der alkoholbedingten Leberschädigungen schon anders aus.

Die alkoholische Hepatitis

Wenn trotz einer vorhandenen Fettleber dem Alkohol weiterhin nach Herzenslust zugesprochen wird, so erhöht sich die Wahrscheinlichkeit, an einer so genannten Alkoholhepatitis zu erkranken. Die Hepatitis ist eine akute Entzündung der Leber, und sie stellt schon ein wesentlich größeres Problem dar. Auch die akute alkoholische Hepatitis kann noch geheilt werden, in stärkeren oder chronischen Fällen kann sie aber auch schon zum Tod führen. Besonders dramatisch wird es, wenn im Zuge einer Alkoholhepatitis auch noch eine Gelbsucht (medizinisch: Ikterus) auftritt. Aber auch wenn diese Zusatzerkrankung ausbleibt, kann eine unbehandelte alkoholbedingte Hepatitis zur finalen Erkrankungsform führen: der Leberzirrhose.

Die Leberzirrhose

Bei fortgeschrittenem schweren Alkoholmissbrauch kann sich eine alkoholbedingte Leberzirrhose entwickeln. Man schätzt, dass ca. 30 bis 50 Prozent aller Zirrhosen auf übermäßigen Alkoholkonsum zurückzuführen sind. Spätestens bei diesem Krankheitsbild ist die Endstufe erreicht. Wer trotz diagnostizierter Hepatitis nicht auf Alkoholkonsum verzichtet, erkrankt mit 40- bis 50-prozentiger Wahrscheinlichkeit innerhalb weniger Jahre an einer Zirrhose.

Diese Krankheit, auch als Schrumpfleber bekannt, verändert durch eine Verhärtung des Bindegewebes das Organ und schränkt im weiteren Krankheitsverlauf die Funktionen der Leber erheblich ein. Die Leberzirrhose gilt als unheilbar, die einzige Möglichkeit, einem betroffenen Patienten das Leben zu retten, ist die Transplantation einer Spenderleber.

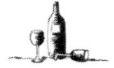

Das Gehirn

*oder: Auch die Schaltzentrale
ist in Gefahr*

Mit den akuten Beeinträchtigungen des Gehirns haben wir uns ja bereits in den Kapiteln rund um die Wirkung des Alkohols befasst. Aber irgendwann ist der Punkt erreicht, an dem die vorübergehenden intellektuellen Einschränkungen nicht mehr vorübergehen, sondern bleiben.

Zum einen wäre in dieser Phase die Polyneuropathie zu nennen. Hierbei handelt es sich um die Schädigung der Nervenbahnen des peripheren Nervensystems. Meistens ist der Gehapparat betroffen, Schmerzen und Gefühlsstörungen in den Beinen machen sich breit, ein fortgesetzter Muskelschwund kann letztendlich einen Rollstuhl zur Fortbewegung unverzichtbar machen.

Des Weiteren erwähnenswert ist in früheren Schädigungsphasen der alkoholische Tremor. Das ist ein unkontrolliertes Zittern der Hände, in schwereren Phasen auch der Arme und des Kopfes. Tritt übrigens vor allem in der Entzugsphase auf.

Bei chronischem Alkoholmissbrauch kommt es häufig zu einer Hirnschrumpfung, die die psychische und auch physische Leistungsfähigkeit der Betroffenen erheblich beeinträchtigen kann.

Eins der bekanntesten schweren Krankheitsbilder ist das so genannte Wernicke-Korsakow-Syndrom, das durch die Erkrankung des populären Schauspielers und Entertainers Harald Juhnke zu trauriger Berühmtheit gelangte. Es ist gekennzeichnet durch ein Horrorszenario:

- Bewusstseinstrübungen,
- Beeinträchtigung der Merkfähigkeit,
- Störungen der Koordination,
- Wesensveränderungen,
- Konfabulation, also das Erzählen von auf Grund von Bewusstseinsstörungen eingebildeten Erlebnissen, und
- die Demenz, also der dauerhafte Verlust wesentlicher Gehirnfunktionen.

Schließlich muss an dieser Stelle noch ein Phänomen erwähnt werden, das vielen vom Namen her bekannt sein dürfte: das Delirium tremens. Hierbei handelt es sich um eine besonders schwere Form von Entzugserscheinungen. Bei Schwerstalkoholikern kann es zwei bis drei Tage nach plötzlichem Absetzen des Alkohols zu dramatischen Entwicklungen kommen. Merkmale des Deliriums sind Halluzinationen (die

berühmten weißen Mäuse), aufgeregte Orientie-
rungslosigkeit, heftige Unruhe und ein kribbelndes
Gefühl auf der Haut, das manche Betroffene vermuten lässt, Insekten würden über ihren Körper
laufen. Bei diesen Symptomen droht ein Kreislauf-
kollaps, etwa 20 Prozent der Delirien verlaufen töd-
lich.

Wer also weiterhin umgangssprachlich einen schweren Rausch als Delirium bezeichnet, irrt. Man trinkt
sich nicht ins Delirium, sondern landet dort erst
dann, wenn man trotz schwerster Sucht plötzlich auf-
hört zu trinken.

Und nun lassen Sie uns noch eine gute Nachricht ver-
künden. Auch wenn Sie es kaum glauben können,
aber es kann eine Behauptung entkräftet werden, die
sich als eine nahezu unumstößliche Tatsache im
Volksglauben festgesetzt hat. Sie haben es zweifellos
schon häufig gehört: Bei jedem Vollrausch sterben
angeblich soundso viele Gehirnzellen ab, oft werden
gleich »viele Millionen« angegeben. Aber das stimmt
nicht. Stellen Sie sich Folgendes vor: Alkohol, der zur
Sterilisierung verwendet wird, benötigt eine Konzentration von über 70 Prozent, um seine zelltötende
Wirkung zu erreichen. Das ist übrigens auch der
Grund, warum in der Parfümerieabteilung für den
Herrn sowohl Eau de Toilette als auch Aftershave
angeboten wird. Letzteres soll die kleinen und kleinsten Verletzungen sterilisieren, die bei einer Rasur auftreten. Und deswegen ist der Alkoholgehalt in der
Regel höher als beim reinen Parfüm. Zurück zum

Gehirn: Da Sie zweifelsohne nie in der Lage sein werden, Ihrem Blut eine Alkoholkonzentration von 70 Prozent zu verpassen, brauchen Sie sich als vernünftiger Konsument über das allmähliche Absterben Ihres Gehirns keine Gedanken zu machen.

Wie kommt denn dann das Volk darauf, sich so etwas auszudenken? Nun, bei starken Trinkern ist ja eine bleibende intellektuelle Beeinträchtigung, wie dargestellt, durchaus denkbar. Wahrscheinlich merkte man, dass die bei diesen Personen anzutreffende schleichende Verblödung mit ihrem andauernden Zechen zu tun haben musste. Logisch ist, ein Prinzip dahinter zu vermuten, das stückweise nach Art einer Mengenrechnung funktioniert: Bei jedem Plus von Alkohol gibt's im Oberstübchen ein Minus, also ein kleines bisserl Hirnschwund. Wenn dann irgendwann genug gesoffen war, der Zecher also geistig eingeschränkt blieb, und das auch im nüchternen Zustand, muss er sich wohl »sein Hirn weggesoffen« haben. Aber wie angenommen, nämlich über den Weg des Hirnzellentods nach jedem Gläschen, funktioniert es zum Glück nicht. Wenn Sie, was wir natürlich hoffen, zur gemäßigten Fraktion gehören, dann gehen Sie bitte davon aus, dass Ihr Gehirn, wenigstens was den Alkohol angeht, bisher völlig unbeschädigt geblieben ist.

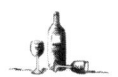

Alkohol und Sexualität

*oder: Von dem ewigen Kampf zwischen
Wollen und Können*

Eigentlich könnten wir uns kurz fassen. Einer der brillantesten Köpfe der Weltgeschichte, William Shakespeare, schuf in seinem Drama »Macbeth« einen viel sagenden Dialog:

PFÖRTNER
*Mein Seel, Herr, wir zechten, bis der zweite Hahn
krähte; und der Trunk ist ein großer Beförderer
von drei Dingen.*

MACDUFF
*Was sind denn das für drei Dinge, die der Trunk
vorzüglich befördert?*

PFÖRTNER
*Ei, Herr, rote Nasen, Schlaf und Urin. Buhlerei
befördert und dämpft er zugleich; er befördert
das Verlangen und dämpft das Tun. Darum
kann man sagen, dass vieles Trinken ein Zwei-
deutler gegen die Buhlerei ist: Es schafft sie und
vernichtet sie, treibt sie an und hält sie zurück,
macht ihr Mut und schreckt sie ab, heißt sie sich
brav halten und nicht brav halten, zweideutelt sie
zuletzt in Schlaf, straft sie Lügen und geht davon.*

Damit ist schon sehr viel zu diesem Thema gesagt. Aber dabei können wir es leider nicht belassen. Durch den enthemmenden Effekt von Alkohol werden Men-

schen nicht nur ausgeglichener und fröhlicher, sondern auch der sexuelle Appetit wird angeregt.

Bekanntlich unterscheiden sich Männer und Frauen
in einigen Belangen erheblich – zu diesem Thema
wurden bereits ganze Bibliotheken verfasst. Kommt
allerdings Alkohol ins Spiel, so wird auf beiden Seiten ein hochinteressanter Prozess in Gang gesetzt.
Übermäßiger Alkoholkonsum führt beim Manne zu
einem Anstieg des Östrogengehalts im Blut. Diese Anreicherung mit dem weiblichen Sexualhormon führt
zu einer Unterdrückung des männlichen Sexualhor-
mons Testosteron. Und da Männer und Frauen ja
bekanntlich unterschiedlich sind, reagieren weibliche
Körper genau seitenverkehrt: Bei ihnen verringert
sich der Östrogenspiegel, wodurch das Testosteron
das Zepter in die Hand nimmt. Ergebnis: Frauen werden stärker sexuell angeregt. Da Alkohol auch dazu
neigt, Hemmungen abzubauen, kommt es in der
Regel nach gemeinsamem Alkoholgenuss häufiger zu
sexuellen Handlungen zwischen Mann und Frau.

Ganz so einfach ist es jedoch nicht. Denn aus männli-
cher Sicht hat der Alkohol eine fatale Nebenwirkung.
Durch seine gefäßerweiternde Wirkung reduziert er
die Erektionsfähigkeit, er stört die Nervenimpulse
vom Gehirn zu den Schwellkörpern im Penis. Wer
dennoch (zumindest halbwegs) »aushärtet«, ist noch
nicht über den Berg. Denn aufgrund der psycho-phy-
siologischen Beeinträchtigung durch den Alkohol,
u. a. des Nachlassens der Konzentrationsfähigkeit, wird
die Fähigkeit zum Orgasmus deutlich eingeschränkt.

Der positive Effekt, dass Männer und Frauen durch die Angleichung des Hormonspiegels unter Alkoholeinfluss besser miteinander auskommen, wird deutlich dadurch gemindert, dass am Ende die Männer mit den Frauen nicht mehr wirklich das anstellen können, wonach ihnen eigentlich ist. Verstärkt werden diese Effekte noch, wenn Männer das Bier als Lieblingsgetränk auserkoren haben. Denn dem Bier wird bekanntlich Hopfen zugegeben. Hopfen enthält Östrogen – und dadurch wirkt der Gerstensaft noch weniger als Aphrodisiakum. Die Lust hemmende Wirkung von Bier wurde angeblich sogar schon von den Mönchen im Mittelalter geschätzt. Da diese viel Energie darauf richten mussten, ihren sexuellen Drang zu kontrollieren, kam ihnen diese Funktion des Bieres neben einigen anderen angeblich gut zupass.

Aber, wie Sie wahrscheinlich wissen, egal welchen Geschlechts Sie sind, bei moderatem Konsum sind die libidinösen Beeinträchtigungen lediglich vorübergehender Natur, und in der Regel ist der Spuk so schnell vorbei, wie er aufgetaucht ist.

Es folgt eine Warnung an alle Taktiker. Amerikanische Wissenschaftler haben festgestellt, dass ein ziemlich großer Teil der männlichen Amerikaner am Phänomen der Ejaculatio praecox leidet, dem vorzeitigen Samenerguss. Darüber hinaus stellten sie fest, dass ein wiederum nicht kleiner Teil der Betroffenen ab und an versuchte, diesem Phänomen durch den gezielten Konsum von Alkohol vorzubeugen, also die das Lustempfinden dämpfende Wirkung zu instrumentalisieren. Schließlich stellten die Wissenschaftler aber auch fest, dass wiederum ein Großteil dieser Strategen den genauen Zeitpunkt, mit dem einen aufzuhören und mit dem anderen zu beginnen, in der Regel verpassen und sich die Probleme dann analog dem oben Aufgeführten ins krasse Gegenteil wandelten. Wer mag, möge daraus seine Lehren ziehen.

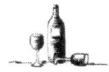

Alkohol und Fertilität

oder: Wenn Nachwuchs unterwegs ist
(oder sein soll)

Dass sich der Alkohol negativ auf den unmittelbaren Prozess der Herbeiführung einer Schwangerschaft auswirken kann, haben wir soeben ausgiebig diskutiert. Aber mit dem negativen Einfluss auf den Akt an sich ist es, wenn man sich auf das weite Feld der Sexualität begibt, noch nicht getan. Denn der ursprüngliche Zweck des Koitus ist und bleibt, auch wenn es in unserer Gesellschaft ab und an aus dem Blick zu geraten scheint, der Erhalt der eigenen Art. Wenn es um die Beeinträchtigung von Mann und Frau beim Zeugungsprozess geht, stehen vier Faktoren im Mittelpunkt: zu viel Stress, zu viel Koffein, zu viel Nikotin und natürlich zu viel Alkohol. Diese

»bösen Vier« wirken sich bei den beteiligten Parteien negativ aus. Bei Frauen kann durch die Hormontrudeleien, bedingt durch übertriebenen Alkoholkonsum, der Eisprung aussetzen, und bei Männern die Spermienanzahl (man vermutet durch die Beeinträchtigung des Vitamin-A-Stoffwechsels) reduziert werden.

Auch hier gilt wieder: Die Dosis macht's. Je mehr und vor allem je häufiger Alkohol konsumiert wird, je weniger Pausen also zwischen den Tagen mit Konsum eingelegt werden, desto schlimmer die Wirkung. Rauchen ist durch seine ständige gefäßverengende Wirkung übrigens noch deutlich schädlicher.

Je mehr Alkohol konsumiert wird, umso fataler die Folgen. Bei einem geschätzten wöchentlichen Konsum von mehr als 15 Litern Bier kann es bereits – tapfer sein, meine Herren, jetzt kommt ein ganz schlimmes Wort – zu Hodenschrumpfungen kommen. Eine der unzähligen Aufgaben der Leber ist der Abbau von Östrogen. Hat die Leber einen Knacks, arbeitet sie also nicht mehr richtig, so können die Auswirkungen des verminderten Östrogenabbaus beim Mann ziemlich krasse Formen annehmen. So wachsen vor allem älteren Trinkern, bei denen der Testosteronspiegel ohnehin eine Tendenz nach unten aufweist, auch schon gern mal ein Paar Brüste (in weniger vornehmen Kreisen despektierlich auch als »Biertitten« bezeichnet). Also gilt auch hier: Konsum bitte kontrollieren, und wenn es Ihnen leichter fällt, gern auch bei der Konkurrenz Koffein und Nikotin einsparen, denn die Summe macht's. Aber bitte darauf achten, dass diese Kontrolle nicht in allzu großen Stress ausartet, weil der ja für die Spermien auch nicht gut ist. Wir würden hier nicht über Wissenschaft reden, wenn nicht irgendwo auf der Welt ein fähiger Professor wieder einmal das genaue Gegenteil herausgefunden hätte. Robert H. Purdy vom Scripps Research Institute in Kalifornien fand heraus, dass bei Ratten die Verabreichung von Alkohol für einen sprunghaften Anstieg des Testosteronspiegels sorgt. Purdy und sein Team halten es für wahrscheinlich, dass diese Reaktion auch bei Menschen gilt und tatsächlich für eine Zunahme der Aggressivität und der Libido bei Betrunkenen verantwortlich sein könnte. Wenn sich ein Betroffener an diesen Strohhalm klammern mag – meinen Segen hat er. Aber nur, wenn er akzeptiert, dass es eben nur ein Strohhalm ist.

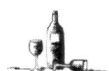

Die Geschichte des Alkoholismus

oder: Wie aus einer schlechten Angewohnheit eine Krankheit wurde

Schon im Jahre 1784 beschrieb der amerikanische Arzt Benjamin Rush den Alkoholismus als eine fortschreitende Krankheit, deren Behandlung die Abstinenz sei. Der Begriff »Alkoholismus« ist seit

1852 in Umlauf. Geprägt wurde er von dem schwedischen Arzt Magnus Huss. Erst seit den 1960er Jahren gilt Alkoholismus weltweit als Krankheit. Vorausgegangen war ein entsprechender Beschluss der Weltgesundheitsorganisation (WHO).

Es ist gar nicht so einfach, eine allgemein gültige Definition für Alkoholismus zu finden. Er ist offensichtlich ein sehr komplexes Phänomen. Eine schon etwas betagte, aber immer noch gern verwendete Definition stammt von Professor E. M. Jellinek, einem amerikanischen Sozialwissenschaftler und Suchtforscher, der uns noch das eine oder andere Mal begegnen wird:

Unter Alkoholismus versteht man jeglichen Gebrauch von alkoholischen Getränken, der einem Individuum oder der Gesellschaft oder beiden Schaden zufügt.

Wem das nicht gefällt – hier die Version der Weltgesundheitsorganisation WHO:

Alkoholiker sind exzessive Trinker, deren Abhängigkeit vom Alkohol einen solchen Grad erreicht hat, dass sie deutliche geistige Störungen oder Konflikte in ihrer körperlichen und geistigen Gesundheit, ihren mitmenschlichen Beziehungen, ihren sozialen und wirtschaftlichen Funktionen aufweisen; oder sie zeigen Vorzeichen einer solchen Entwicklung, daher brauchen sie Behandlung.

Alkoholismus gilt in Deutschland erst seit 1967 als Krankheit, die Behandlung fällt seit 1978 in die Zuständigkeiten der Sozialversicherungen. Bis dahin, man glaubt es kaum, überließ man die Betroffenen entweder sich selbst oder entsorgte sie in den damals tatsächlich so genannten »Trinkerasylen«.

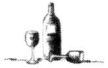

Die Phasen des Alkoholismus

oder: Vier Stufen auf dem Weg nach unten

Da es sich bei den oben angeführten Definitionen doch um eher staksige Formulierungen handelt, stellen wir doch besser einmal die von Herrn Jellinek aufgestellten vier Phasen des Alkoholismus vor. Zuvor verabreichen wir Ihnen aber noch ein paar Hinweise zu diesen vier Phasen: Noch lange nicht jeder, auf den die Beschreibung der einen oder anderen Phase, in welchem Maß auch immer, zutrifft, muss auch zwangsläufig den Weg zu den nächsten Phasen einschlagen. Oder mit anderen Worten: Der Trinker in Phase vier hat mit Sicherheit die Phasen eins bis drei in der Vergangenheit in mehr oder weniger schnellem Tempo durchlaufen. Was natürlich nicht heißt, dass alle Kandidaten aus Phase eins oder zwei zwangsläufig in Phase vier enden werden. Allerdings gilt schon: Je weiter, je schneller und vor allem je problemverdrängender man diese verhängnisvolle Leiter hinuntergeklettert ist, umso wahrscheinlicher ist es, dass es irgendwann ein böses Ende nehmen wird.

1. Die voralkoholische symptomatische Phase

Der Hauptunterschied zum durchschnittlichen Gesellschaftstrinker wird in dieser Phase so definiert: Die betroffene Person empfindet eine befriedigende Erleichterung beim Trinken und sucht daher aktiv nach Gelegenheiten, bei denen beiläufig getrunken wird. Schon in dieser Phase ist eine Erhöhung der Alkoholtoleranz festzustellen, was in logischer Konsequenz dazu führt, dass der Konsument größere Alkoholmengen benötigt, um die gewünschte euphorisierende Wirkung genießen zu können. Die seelische Belastbarkeit des Trinkers reduziert sich in gleichem Maße, wie die Gelegenheiten zum Trinken zur Erleichterung der Seelenlast in Anspruch genommen werden.

2. Die Prodomalphase (oder auch Anfangsphase)

Diese Phase ist dadurch gekennzeichnet, dass der noch als normal zu beurteilende Konsum in der Phase zuvor allmählich außer Kontrolle gerät. Der Trinker registriert nach und nach, dass sein Konsumverhalten ausufert und sich von dem anderer Menschen entfernt. Das führt zu einer Art schlechtem Gewissen der Umwelt gegenüber. Das Resultat ist heimliches Trinken. Er entscheidet sich dafür, Alkohol lieber ohne die Gegenwart von »Zeugen« zu konsumieren.

Die Schuldgefühle, die langsam entstehen, führen dazu, dass in Gesprächen das Thema Alkoholkonsum gemieden wird oder man auf entsprechende Anspielungen gereizt reagiert. Der Alkoholkonsum verändert sich. Die ersten Gläser werden so lange begierig heruntergekippt, bis die erste bemerkbare Wirkung eintritt. Es entwickelt sich auch eine mentale Abhängigkeit. Der Trinker denkt sehr oft und über das normale Maß hinaus an Alkohol. Dazu treten auch in nüchternem Zustand Gedächtnislücken auf, ganze Unterhaltungen oder Tätigkeiten verschwinden spurlos aus der Erinnerung.

3. Die kritische Phase

Die so genannte kritische Phase ist dadurch gekennzeichnet, dass den Trinker nach der kleinsten Menge konsumierten Alkohols ein unwiderstehliches Verlangen nach mehr erfasst. Und für dieses unkontrollierte Konsumieren werden Begründungen angefügt. Er redet sich selbst und anderen ein, dass es einen rationalen Grund gibt, sich zu betrinken, und dass er ohne diesen Grund genauso wenig wie andere trinken würde.

Ernste Probleme im sozialen Umfeld treten auf: Angehörige, Freunde, Kollegen und Arbeitgeber beginnen damit, die betroffene Person offen auf den Alkoholkonsum anzusprechen. Ein durch Schuldgefühle gesteigertes aggressives Verhalten führt in dieser Phase dazu, dass gravierende Umstrukturierungen des Lebens vorgenommen werden. Nicht selten wird der Arbeitsplatz gewechselt oder zu Bekannten und Freunden der Kontakt abgebrochen, um sich so der Kritik zu entziehen. In dieser Phase beginnt der Trinker häufig, aufgrund seines gesteigerten Interesses an Alkohol einen Vorrat anzulegen, der nicht selten in Verstecken platziert wird.

Das Trinken wird zum Dauerzustand, auch tagsüber sind in dieser Phase regelmäßig Rauschzustände zu beobachten. Der Trinker beginnt verstärkt, auch schon am Vormittag Alkohol zu konsumieren, um einerseits die Entzugserscheinungen zu kontrollieren und um andererseits, paradoxerweise, die Gewissensbisse durch erneuten Alkoholkonsum zu bekämpfen.

Aber niemand hat je behauptet, Sucht müsse logisch sein.

4. Die chronische Phase

Die chronische Phase ist geprägt durch körperlichen und ethischen Verfall. Die permanente Verlängerung des Rauschzustandes wird zur Regel, weitgehend abstinente Phasen werden die Ausnahme. Man solidarisiert sich mit anderen Trinkern, am liebsten werden frei nach dem Motto »Unter den Blinden ist der Einäugige König« Saufkumpane gesucht, denen es noch dreckiger geht. Dabei wird auch gerne die Gesellschaft von Personen in Kauf genommen, mit denen man sich sonst im Leben normalerweise nicht abgegeben hätte. Es treten die oben angeführten heftigen Gesundheitsstörungen auf. Psychosen, neurologische Beeinträchtigungen sowie ernsthafte körperliche Schäden sind in dieser Phase nicht mehr die Ausnahme. Die Endstufe ist erreicht.

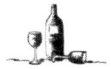

Von Alpha bis Epsilon
oder: Fünf Suchttrinker-Typen

Der uns ja nun schon bekannte Herr Jellinek hat noch eine weitere Systematik ins Leben gerufen, die die unterschiedlichen Typen von Trinkern aufteilt. Zuallererst unterscheidet er zwischen den süchtigen und den nichtsüchtigen Alkoholikern. Ja, Sie haben richtig gelesen. Nach dieser Kategorisierung gibt es auch nicht süchtige Alkoholiker. Jellinek unterscheidet Alpha- und Beta-Trinker.

Der Alpha-Trinker
Alpha-Trinker werden auch Problem-, Wirkungs- oder Erleichterungstrinker genannt. Sie erleben nach der Alkoholeinnahme, wie wahrscheinlich jeder, eine Erleichterung und Entspannung. Die Besonderheit dieser Gruppe ist jedoch, dass sie den Alkohol instrumentalisieren, um bewusst diese Wirkungen herbeizuführen. Der Alpha-Trinker behält auch längerfristig die Fähigkeit, den Konsum zu kontrollieren und bei Bedarf zu reduzieren. Wenn es in dieser Aufstel-

lung eine Gruppe gibt, die die schädliche Wirkung des Alkohols am umfangreichsten reflektiert, so sind es die Alpha-Trinker. Längere Phasen der Abstinenz zwischen dem Genuss von Alkohol sorgen für eine nur mittelmäßige Gefährdung der Leber. Sie entwickeln auch nach jahrelangem Konsum nur selten eine fortschreitende Alkoholabhängigkeit und sind deswegen auch nicht als krank zu bezeichnen.

Die körperlichen Schädigungen des Alpha-Trinkens sind zuvorderst wohl im Bereich des Herz-Kreislauf-Systems zu suchen. Das so genannte Rauschtrinken erhöht in den Tagen danach den Blutdruck und somit auch die Gefahr eines Herzinfarkts. Dies bestätigt eine internationale Vergleichsstudie, die in Irland und Frankreich durchgeführt wurde. Irland scheint, so zeigen die Forschungsergebnisse, eine erste Adresse fürs Rauschtrinken zu sein: ca. 66 Prozent des gesamten Alkoholkonsums finden in Irland am Freitag und Samstag statt. In Frankreich hingegen verläuft der Konsum relativ gleichmäßig verteilt über die gesamte Woche. Das Ergebnis: In Irland liegt die Anzahl der Herzinfarkte, die sich am Montag ereignen, deutlich über der Norm. (Da wirkt es auch weniger wie ein Zufall, dass es ein gebürtiger Ire namens Bob Geldof war, der den legendären Klassiker »I Don't Like Mondays« aus der Taufe hob.)

Der Beta-Trinker

Beim Beta-Trinker steht der regelmäßige, ziemlich kontrollierte Konsum von Alkohol im Vordergrund, der Rausch wird von ihm höchstens billigend in Kauf genommen. Der typische Beta-Trinker hat sich angewöhnt, regelmäßig am Abend, beispielsweise vor dem Fernsehapparat, seine zwei bis drei Fläschchen Bier zu trinken – und so nennt er es dann auch. Beta-Trinker riskieren mehr als Alpha-Trinker Leberschäden, weil sie dauerhaft trinken, ohne der Leber Zeit zur Regeneration zu geben. Folglich kann die Leber leicht zu Schaden kommen.

Nun verlassen wir den grünen (oder vielleicht für manche auch schon gelben) Bereich und wenden uns den unterschiedlichen Typen der »richtigen« Alkoholiker zu. Hier werden drei Trinkmuster unterschieden:

Der Gamma-Alkoholiker

Der Gamma-Alkoholiker ist der Typ, der sich seiner Sucht völlig unkontrolliert ergibt. Kontinuierlich steigender Konsum, starke gesundheitliche Beeinträchtigungen, körperliche, soziale und ethische Verwahrlosung – das ganze Programm eben.

Der Delta-Alkoholiker

Der Delta-Alkoholiker, auch Spiegeltrinker genannt, ist die eher unauffällige Version des Süchtigen. Er hält seine Sucht unter Kontrolle, klassische Ausfälle passieren nur selten. Nichtsdestotrotz ist er in vollem Umfang abhängig, der Körper verlangt durch eine Veränderung des Zellstoffwechsels eine permanente Verabreichung des Stoffes. Bleibt diese aus, setzen umgehend massive Entzugserscheinungen ein, die dann den erneuten Zwang zum Alkoholkonsum auslösen. Delta-Alkoholiker geben sich häufig der Illusion hin, ihren Alkoholkonsum zu kontrollieren, und nehmen meistens erst dann Hilfe in Anspruch, wenn schwere körperliche Folgeschäden nicht mehr zu leugnen sind.

Der Epsilon-Alkoholiker

Der Epsilon-Alkoholiker, auch etwas rüde »Quartalssäufer« genannt, weist ein besonderes Trinkmuster auf. Nach mehr oder weniger langen völlig abstinenten Phasen verfällt dieser Typus aufgrund externer Reize wie Stress oder Frustration in tagelanges, völlig unkontrolliertes Exzess-Trinken. Wenn er diesen Kontrollverlust wieder in den Griff bekommt, ist in der Regel wieder eine abstinente Phase fällig – die sprichwörtliche Ruhe vor dem nächsten Sturm setzt ein.

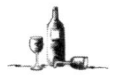

Ursachen für Alkoholismus
oder: Warum wird jemand süchtig?

Der Prozess des Süchtigwerdens ist ein langsamer und fortschreitender Vorgang. Häufig dauert es viele Jahre, bis man ein hochproblematisches Stadium erreicht hat. Lange Zeit war der Begriff Sucht eingeschränkt auf die Abhängigkeit von bestimmten physischen Stoffen. In den vergangenen Jahren hingegen wurde die Verwendung des Begriffs zunehmend auch auf nicht-substanzgebundene Süchte, also Verhaltenssüchte wie Magersucht, Fettsucht, Spielsucht, Fernsehsucht, Sexsucht usw., ausgedehnt. Aber was macht die Sucht zur Sucht?

In der Regel geht man davon aus, dass Sucht vorliegt, wenn die betreffende Person das Kontrollverhalten über den Konsum des Suchtmittels verloren hat. Sobald sich das Verhalten so ändert, dass es in einen eigenen dynamischen Zwang mündet, der nicht mehr kontrolliert werden kann, ist die Grenze überschritten.

Eine substanzgebundene Sucht setzt die Zufuhr von biologisch oder chemisch produzierten Stoffen voraus, die in den natürlichen Ablauf des Körpers eingreifen und Stimmungen, Gefühle und Wahrnehmungen beeinflussen. Die subjektiv als angenehm empfundenen Wirkungen werden zunehmend »gesucht«. Um sie aber dauerhaft zu erreichen, müssen fatalerweise bei steigender Frequenz des Konsums die Dosen heraufgesetzt werden. Da der Körper nach der genossenen Wirkung gegensteuert und die sozusagen auf Kreditbasis verabreichten positiven Gefühle ins Gegenteil umgekehrt werden, entsteht der Zwang zur erneuten Verabreichung der Drogen. Da der Körper sich gleichzeitig an die Wirkung der Stoffe gewöhnt, muss die Dosis weiter heraufgesetzt werden. Damit ist dann der Teufelskreis in Gang gesetzt, das Verhalten gerät zunehmend außer Kontrolle.

Die Begriffe Abhängigkeit und Sucht werden häufig synonym verwendet. Aber das stimmt nur bedingt. Denn der Begriff Abhängigkeit beschreibt die körperlichen Folgen, also die physiologische Angewiesenheit auf die Substanz und ihre Wirkung. Auf der anderen Seite steht der Begriff Sucht eher für die psychische Determinante, also den Wunsch, einen bestimmten Zustand der Befriedigung zu erreichen, sei es durch Drogen, Essen, Hungern, Glücksspiele oder Sex.

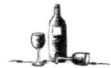

Wer wird von Alkohol abhängig?

oder: Der Versuch, Risikofaktoren zu lokalisieren

Damit wir uns unter dieser Überschrift auch gleich richtig verstehen: Selbstverständlich kann prinzipiell jeder Mensch abhängig bzw. süchtig von Alkohol werden. (Natürlich immer vorausgesetzt, dass er oder sie diesen Stoff überhaupt konsumiert.) Umgekehrt bedeuten die nachfolgend aufgeführten Risikofaktoren nicht, dass Menschen, auf die diese Faktoren zutreffen, auch zwangsläufig alkoholsüchtig werden müssen! Allerdings trifft es zu, dass diese Faktoren aus wissenschaftlicher Sicht bei einem signifikanten Teil der alkoholabhängigen Personen in mehr oder weniger ausgeprägter Weise vorhanden sind.

Alkohol als Mittler zwischen Anspruch und Wirklichkeit

Bei Alkoholikern ist häufig zu beobachten, dass die Wünsche, die sie hegen, und die Ansprüche, die sie an ihr Leben stellen, durch die Realität nicht oder nur unzureichend erfüllt bzw. befriedigt werden können. Einfach formuliert: Häufig sind sie selbst und ihr Leben nicht so, wie sie es sich vorstellen. Wenn dann der Alkohol dazu führt, dass sich ihr eigenes Verhalten sowie die Wahrnehmung ihrer Umwelt ändert, lösen sich die Probleme für kurze Zeit auf. Man nehme zum Beispiel einen Menschen, dem es in nüchternem Zustand schwer fällt, auf andere Menschen zuzugehen und neue Kontakte zu knüpfen. Konsumiert er Alkohol, so werden die Hemmungen abgebaut, er gewinnt an Selbstbewusstsein und schafft es auf einmal spielend leicht, mit anderen Menschen ins Gespräch zu kommen. Er merkt, dass der Alkohol zumindest in einer konkreten Situation Gutes bewirkt, und er lernt mit der Zeit, ihn entsprechend einzusetzen.

Ein anderes Beispiel: Man nehme einen Menschen, in dessen Leben Probleme existieren. (So etwas soll ja durchaus vorkommen.) Dieser Mensch merkt auf einmal, dass diese Probleme ein Symptom dafür sind, dass seine Wunschvorstellungen mit seiner Lebenswirklichkeit nicht übereinstimmen. Aber durch den Konsum von Alkohol verschwindet diese Kluft wie durch Zauberhand – wenigstens kurzfristig. Wenn nun dieser Mensch nicht reflektiert, dass keine echte

Problembewältigung stattgefunden hat, sondern lediglich ein befristetes Verdrängen der Probleme mit Hilfe des Alkohols, dann kann es schnell kritisch werden.

Die familiäre Disposition

Vielen Alkoholikern scheint die Sucht durch die familiäre Herkunft bereits in die Wiege gelegt worden zu sein. Die Wissenschaft streitet noch darüber, in welchem Maße eine genetische Disposition für die Entstehung einer Alkoholsucht verantwortlich ist. Ergebnisse aus der Zwillingsforschung sprechen dafür, dass eine Neigung zur Sucht, wenn vielleicht auch nur in geringem Maße, weitervererbt werden kann.

Auf der anderen Seite kann ein sozialer und damit gewissermaßen paradoxer Zusammenhang für die Entstehung einer Sucht verantwortlich sein. Zum einen leidet die Familie eines Alkoholkranken mit. Daher müsste man eigentlich davon ausgehen, dass Kinder von Alkoholikern diesem Stoff ablehnend gegenüberstehen. Auf der anderen Seite hingegen wachsen Kinder von Trinkern in einer Welt auf, in der der Konsum von Alkohol wie selbstverständlich zum Tagesablauf gehört. Und die sozialen Probleme, denen die Kinder von Alkoholikern häufig ausgesetzt sind, können dann dazu führen, dass sie – obwohl sie unter der Sucht der Eltern gelitten haben – selbst in dieses fatale Fehlverhalten abgleiten.

Angehörige von Alkoholikern

*oder: Wenn am Ende der Sackgasse
die Zwickmühle wartet*

Was tut man denn nun als Angehöriger, wenn die Abhängigkeit des Ehemanns, Lebenspartners, Vaters, der Ehefrau oder der Mutter nicht mehr von der Hand zu weisen ist? Die Familienmitglieder von Alkoholikern finden sich häufig in einer aussichtslosen Situation wieder. In der psychologischen Fachliteratur werden diese Personen als Koalkoholiker bezeichnet. Ihr Leben ist dadurch gekennzeichnet, dass sie – egal, was sie tun – die Situation eigentlich nur noch verschlimmern können.

Option 1: Kollaboration

Der Koalkoholiker übernimmt die Verantwortung für die Familie, ersetzt die Funktionen des Alkoholkranken und versucht, meist vergebens, mäßigend und kontrollierend auf den Süchtigen einzuwirken. Die Realität wird geleugnet, das Problem – selbstverständlich erfolglos – heruntergespielt, und häufig wird sogar versucht, das Suchtverhalten zu rechtfertigen. Nicht selten beginnt der Koalkoholiker sogar, für den Süchtigen zu lügen und seine Sucht nach außen hin zu decken, zu verharmlosen oder zu leugnen. Keine Frage, dass man dem Süchtigen damit einen Bärendienst erweist.

Option 2: Konfrontation

Die Konfrontation führt, wenn man das bisher Gelesene richtig einzuschätzen weiß, zwangsläufig zu einer Eskalation des Problems. Einen Alkoholiker auszugrenzen, ihm Vorwürfe zu machen oder durch Zwang, Druck oder Drohungen zu versuchen, ihn von seiner Sucht abzubringen, all das sind zweifellos mehr oder weniger aussichtslose Unterfangen. Denn all diese Versuche der Einflussnahme erhöhen den psychischen Druck auf den Kranken und treiben ihn so noch tiefer in die Sucht.

Da dieses komplizierte Thema an dieser Stelle bei Weitem nicht so ausführlich behandelt werden kann, wie es müsste, sei auf eine Internetseite verwiesen: Unter www.alkohol-hilfe.de finden Betroffene eine Vielzahl von Adressen, die weiterhelfen können. Wenn Sie betroffen sind: trauen Sie sich!

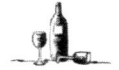

Wege aus der Sucht

*oder: Wenn das Kind schon in
den Brunnen gefallen ist*

Die professionelle Behandlung von Alkoholismus
erfolgt in vier Phasen.

1. Kontakt- und Motivationsphase

Der wahrscheinlich schwierigste Punkt liegt darin,
einen Alkoholiker davon zu überzeugen, dass es so
weit gekommen ist und er an einer behandlungsbe-
dürftigen Erkrankung leidet. Und dass er, wenn er
nichts dagegen tut, daran zugrunde gehen wird.
Alkoholiker leben bedauerlicherweise häufig in
einem höchst gefährlichen Paradoxon: Je größer das
Problem bereits ist, umso mehr Energie haben sie in
der Regel schon aufgebracht, um es zu verdrängen
und in einem stabilen Gerüst aus Pseudo-Rechtferti-
gungen zu leben. Das Fatale an der Suchtbekämpfung
jedoch ist, dass die Chancen auf Heilung ohne eine
uneingeschränkte Einsicht des Betroffenen gegen
Null tendieren. Leider gibt es keine Musterlösung für
dieses Problem.

2. Die akute Entgiftungsphase

Schwere Alkoholiker, die sich von ihrer Sucht befrei-
en wollen, müssen den ersten Schritt unbedingt mit
ärztlicher Hilfe tun. Da die Entzugserscheinungen,
wie bereits dargestellt, teilweise ein lebensbedrohli-
ches Ausmaß annehmen können, muss unbedingt

davon abgeraten werden, die akute Entgiftung allein zu Hause durchzuführen.

Durch die Inanspruchnahme ärztlicher Hilfe wird dafür gesorgt, dass entsprechende Schritte mit professioneller Unterstützung, wenn nötig auch in stationärer Behandlung, durchgeführt werden. Denn schon in dieser Phase ist es neben der akuten Entgiftung notwendig, den Patienten vorsichtig auf die weiteren einzuleitenden Maßnahmen zur Entwöhnung vorzubereiten.

3. Die Entwöhnungsphase

Nun folgt die eigentliche Therapiephase. Je nach Schwere der Erkrankung kann sie zwischen einigen Wochen und mehreren Monaten dauern. In leichteren Fällen kann sie ambulant durchgeführt werden, in schweren Fällen sollte sie stationär in spezialisierten Suchtkliniken stattfinden. Psychologen und Sozialpädagogen kümmern sich in dieser Phase darum, dem Suchtkranken dabei zu helfen, das wahrscheinlich weitgehend abhanden gekommene Selbstvertrauen wieder aufzubauen. Das Suchtverhalten wird analysiert und die persönlichen Gründe dafür herausgearbeitet. In Therapiegesprächen wird dafür gesorgt, dass die Risikofaktoren für die Sucht erkannt und den Betroffenen korrigierende Verhaltensmuster nahe gebracht werden.

4. Die Rehabilitation

In dieser Stabilisierungsphase wird eine ambulante

Nachbehandlung kombiniert mit einer Einbindung in Selbsthilfegruppen. Im Optimalfall findet diese Nachbehandlung unter Beteiligung der Familie statt. Ziel ist es, die Kranken in ihrem neuen Leben zu stabilisieren, einen Rückfall auszuschließen und eine soziale Rehabilitation zu erreichen.

Diese Rehabilitation kann sowohl in familiärer als auch in beruflicher Hinsicht stattfinden. Eine erfolgreiche Reintegration in das Arbeitsleben ist oftmals der letzte wesentliche Schritt zu einer dauerhaften Stabilisierung. Von Heilung sprechen Experten nicht, da eine betroffene Person zeit ihres Lebens Alkoholiker bleibt und die Gefahr eines Rückfalls nie wirklich ausgeschlossen werden kann.

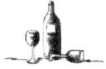

Die richtigen Ansprechpartner

oder: An wen man sich wenden kann

Wenn ein Mensch einmal erkannt hat, dass er auf entsprechende Hilfe angewiesen ist, so muss mit diesem zarten Pflänzchen behutsam umgegangen werden. Nichts wäre fataler, als durch den Kontakt zum falschen Ansprechpartner schon zu Beginn die Einsicht in die Notwendigkeit einer Therapie zu zerstören.

Neben zahlreichen kleineren und lokal begrenzten

Selbsthilfegruppen haben sich einige große Institutionen in der Suchthilfe für Alkoholiker bewährt – die größten und wichtigsten von ihnen stellen wir nun vor. Wen das interessiert, sei es als Angehöriger oder als unmittelbar Betroffener, der möge sich ein Bild davon machen, was ihn bei der einen oder anderen Anlaufstelle erwartet.

Wir haben darauf verzichtet, hier entsprechende Kontaktadressen aufzuführen. Sie können uns glauben: Ein Blick in ihr Telefonbuch reicht aus, und Sie finden zig Ansprechpartner; vom Internet mal ganz zu schweigen.

Die anonymen Alkoholiker (AA)

Die AA wurden in den dreißiger Jahren des 20. Jahrhunderts in den USA gegründet. Zum ersten Mal in Deutschland wurden die AA im Jahr 1953 aktiv; amerikanische Soldaten luden damals in München ein, um ihre Genesungsbotschaft an deutsche Alkoholiker weiterzugeben.

Im darauf folgenden Jahrzehnt erlebten die AA in Deutschland einen richtigen Aufschwung: Schon gegen Ende der siebziger Jahre gab es in Westdeutschland schätzungsweise 800 AA-Gruppen.

Wenn man die Grundsätze der AA betrachtet, kann man den Eindruck bekommen, dass in diesen Gruppen ein übersteigertes Maß an Religiosität herrscht. Bitte gehen Sie davon nicht aus! Atheisten sind hier genauso willkommen wie religiöse Menschen. Die AA versuchen, ihre Mitglieder zu einem eigenen Verständnis des »spirituellen Erwachens« zu bewegen. Das kann religiöser Natur sein, muss es aber nicht. Die einzige Voraussetzung, ein Mitglied der AA zu werden, ist der Wunsch, endgültig mit dem Trinken aufzuhören.

Jede Art von Kommerz ist bei den Anonymen Alkoholikern verpönt, die Kooperation mit Unternehmen oder Sponsoren undenkbar. Sie nehmen gemäß ihrer Grundsätze niemals Stellung zu Fragen außerhalb ihrer Gemeinschaft; deshalb ist es ihr erklärtes Ziel, sich niemals mit Bezug auf ihre Vereinigung in öffentliche Streitfragen einzubringen.

Die Guttempler

Für die Guttempler ist der Kampf gegen den Alkoholismus nur ein, wenn auch ein wichtiger Teil ihrer Philosophie. Ihre Ziele beschreiben sie wie folgt:

Die Guttempler streben nach Frieden durch die Förderung menschlicher Entwicklung und Würde, Demokratie, Toleranz, Gleichheit und Gerechtigkeit. Weiterhin befürworten die Guttempler die friedliche Lösung von Konflikten zwischen Individuen oder Gruppen. Die Mitglieder werden ermutigt, den Frieden zwischen den Nationen zu sichern.

Die Guttempler haben erkannt, dass Alkohol und andere Drogen eine ernste Bedrohung für die Würde und Freiheit vieler Menschen und der Gesellschaft bedeuten. Als einen Teil der Lösung von Alkohol- und anderen Drogenproblemen haben die Guttempler für sich entschieden, frei von entsprechenden Substanzen zu leben. Die Guttempler entwickeln umfassende Programme zur Suchtvorbeugung, zur Senkung des Verbrauchs von Suchtmitteln, zur Schulung und Unterstützung von Abhängigen und ihren Angehörigen.

Als eine Hauptaufgabe sehen sie somit die Aufklärung der Gesellschaft über die Nutzlosigkeit und die Gefahren des Konsums bewusstseinsverändernder Drogen, speziell des Alkohols. Sie beteiligen sich aktiv am gesellschaftlichen Leben, kommunizieren ihre Ziele und versuchen, einen entsprechenden Einfluss auf die Öffentlichkeit zu nehmen. Besonderes Augenmerk richten sie auf die Angehörigen von Süchtigen und versuchen durch ihre Arbeit, Kindern und Jugendlichen durch eine attraktive Freizeitgestaltung den Verzicht auf Alkohol und Drogen nahe zu bringen. Sie möchten auf die Persönlichkeit ihrer Mitglieder dahingehend einwirken, dass zentrale Werte wie Freiheit, Demokratie und Brüderlichkeit einen höheren Stellenwert erlangen.

Übrigens: Der Name Guttempler wird nur noch selten verwendet, viele Verbände benutzen das Kürzel »IOGT«, das nichts anderes bedeutet als »International Organization of Good Templars«.

Das Blaue Kreuz

Laut der offiziellen Definition ist das Blaue Kreuz in Deutschland e.V. eine Gemeinschaft, deren Mitglieder sich zu Jesus Christus bekennen und sich schriftlich zu einer alkoholfreien Lebensweise verpflichtet haben. Gegründet im Jahr 1877 in Genf, wurde auch in der Symbolik eine Nähe zum kurz zuvor gegründeten Roten Kreuz gesucht.

Das Blaue Kreuz ist eng an die evangelische Kirche angegliedert. Man versteht sich als Hilfe zur Selbsthilfe, um Menschen von der Sucht wegzubringen und auch betroffenen Angehörigen die nötige Hilfe und Unterstützung zuteil werden zu lassen.

Der Kreuzbund

Was man heute gar nicht mehr so genau weiß oder nicht mehr nachvollziehen kann oder will: In früheren Tagen herrschte ein ziemlich harter Konkurrenzkampf zwischen den beiden großen Konfessionen in Deutschland. Wenn auf der einen Seite eine gute Idee Gestalt annahm, so dauerte es nicht lange, bis die andere Seite entsprechend reagierte. Wenn Sie das an die Praxis des deutschen Privatfernsehens erinnert – da kann man nichts machen. Wie dem auch sei, wen wundert's, dass im Jahr 1896 die katholische Kirche den Kreuzbund als Pendant zum evangelischen Blauen Kreuz ins Leben rief?

Auch hier bildet die Ehrenamtlichkeit das Fundament. Als Ziel wird definiert, suchtkranke Menschen an die Abstinenz heranzuführen und ihnen so die Basis für ein suchtmittelfreies Leben zu bieten. Der Kreuzbund leistet Aufklärungsarbeit, informiert über Behandlungs- und Therapiemöglichkeiten, fördert präventive Maßnahmen und hilft auch den Angehörigen von Suchtkranken.

Teil 4
Recht und Ordnung

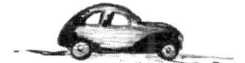

Alkohol im Straßenverkehr I:
Promillegrenzen

oder: Und schon wieder der Zeigefinger ...

Man glaubt es kaum, aber intensive Recherchen in Form persönlicher Befragungen in der Entstehungsphase dieses Buchs haben ergeben: In den Köpfen unglaublich vieler Menschen geistert immer noch die 0,8-Promille-Grenze herum.

Damit räumen wir jetzt auf: Die 0,8-Promille-Grenze gibt es seit dem 1. April (und das war kein Scherz) 2001 endgültig und unwiderruflich nicht mehr, auch nicht mehr ein bisschen, als Zwischenwert sozusagen, wo die Bestrafung nur ein klein wenig schlimmer wird.

Hier kommen die richtigen, aktuellen und bis auf Weiteres gültigen Grenzen:

1. Unter 0,3 Promille passiert gar nichts.
2. Schon zwischen 0,3 und 0,49 Promille kann dem Führer eines Kraftfahrzeuges der Führerschein entzogen werden. Und zwar dann, wenn ein Fall der so genannten *relativen Fahruntüchtigkeit* vorliegt. Als Indikator für eine relative Fahruntüchtigkeit gelten alkoholbedingte Ausfallerscheinungen. Das kann sein bei:
   - Aufblenden trotz Gegenverkehrs,
   - Fahren in Schlangenlinien,
   - Nichteinschalten des Lichts trotz Dunkelheit,
   - Falschreaktion auf Lichtzeichenanlagen oder Verkehrsschilder,

- Benutzen des falschen Fahrstreifens,
- Kollisionen oder Berührungen mit anderen Fahrzeugen beim Ein- oder Ausparken.

Ob in einem solchen Fall tatsächlich der Alkohol ursächlich für das Fehlverhalten war, müssen die Verkehrsbehörden und Gerichte in der Regel mit Hilfe eines Sachverständigen-Gutachtens klären. Kommt das Gericht zu dem Ergebnis, dass der Alkoholkonsum für das Fehlverhalten verantwortlich war, so ist der Führerschein für mindestens sechs Monate weg. Und in Flensburg werden sieben Punkte auf Ihrem Konto notiert. – Hätten Sie's gewusst?

3. Weiter geht's: 0,5 Promille, darauf haben wir ja schon hingewiesen, das waren früher mal 0,8. Wenn Sie die drin haben und erwischt werden, dürfen Sie damit rechnen:

- Ersttäter zahlen bis zu 250 € Bußgeld und bekommen ein Fahrverbot für einen Monat aufgebrummt. Vier Punkte werden im Verkehrszentralregister eingetragen.
- Bei Wiederholungstätern mit einem einschlägigen Eintrag erhöht sich das Bußgeld auf 500 € und der Führerschein wird für drei Monate eingezogen.
- Bei zwei Voreintragungen, die einen Alkoholverstoß zum Gegenstand haben, erhöht sich das Bußgeld auf 750 €.

4. Ab 1,1 Promille ist die so genannte absolute Fahruntüchtigkeit erreicht. Für die ewig Gestrigen: Das

war in der Zeit, als es noch die 0,8 Promille gab, die 1,3-Promille-Grenze. Erreicht man also heute die 1,1 Promille, so erfolgt in jedem Fall eine strafrechtliche Verfolgung. Das bedeutet: Auch wenn die Trunkenheitsfahrt ohne Folgen geblieben ist, also weder Fahrfehler noch ein Unfall vorliegen, wird eine Geldstrafe oder sogar eine Freiheitsstrafe bis zu einem Jahr verhängt. Der Führerschein kann in diesem Fall für einen Zeitraum von sechs Monaten bis zu fünf Jahren entzogen werden, und es werden sieben Punkte in Flensburg notiert.

Richtig brenzlig wird es, wenn durch die Schuld des betrunkenen Fahrers ein Unfall mit Sach- oder Personenschäden verursacht wurde. In diesem Fall muss mit Führerscheinentzug gerechnet werden, der nur selten unter 13 Monaten liegt.

Wenn Sie noch einmal nachlesen möchten, wie schnell man auf über 1,1 Promille kommen kann, dann schlagen Sie doch noch einmal auf Seite 77 nach.

5. Wird die Grenze von 1,6 Promille überschritten, so ist neben der Bestraferei zusätzlich ein medizinisch-psychologisches Gutachten fällig. Allerdings nur, und das ist die gute Nachricht, wenn der Fahrer Alkohol gewöhnt ist. Das ist aber grundsätzlich der Fall – und das ist die schlechte Nachricht – wenn der Fahrer eine Strecke von mehr als 500 Metern mit dem Fahrzeug zurückgelegt hat. Denn man geht davon aus, dass ein nicht alkoholgewöhnter Mensch bei diesem Promillewert schon

Probleme hat, sein Fahrzeug überhaupt zu öffnen und zu starten. Wenn man also nicht gerade den Wagen mal kurz umparken wollte, ist man so richtig reif. Außerdem verfügt die Medizin über eine Vielzahl von Blutwerten, die auf die Leber schauen und somit ganz genau Auskunft geben können, wie viel Alkohol die betroffene Person in der letzten Zeit mit welchem physiologischen »Erfolg« konsumiert hat.

6. Ab einem Promillewert von 2,5 kommt wegen völliger Trunkenheit, also eines Vollrausches, eine Schuldunfähigkeit in Betracht. Aber mal ehrlich: Glauben Sie im Ernst, dass man unter diesen Umständen straffrei ausgeht? Natürlich nicht, denn das würde bedeuten, dass jeder Mensch, der betrunken Auto fahren möchte, nur so lange weiterzusaufen braucht, bis er 2,5 Promille geschafft hat und ihm dann rechtlich nichts mehr passieren kann. In der Gesetzgebung sollen hie und da schon gescheite Köpfe aufgetaucht sein – hier kamen sie sicher zum Einsatz. Denn es wurde kurzerhand ein so genannter Auffangtatbestand im Gesetz verankert. In § 323a StGB ist geregelt, dass eine Person auch dann bestraft werden kann, wenn sie selbst den Grund für die eigene Schuldunfähigkeit vorsätzlich oder fahrlässig herbeigeführt hat. Ergebnis: Geld- oder Freiheitsstrafe bis zu fünf Jahren, sieben Punkte in Flensburg.

Und auch diese Information darf natürlich nicht fehlen: Was passiert, wenn man betrunken Fahrrad fährt?

Es kursieren einige Gerüchte und (Halb-)Wahrheiten, und hier kommt die (weitgehend) ganze Geschichte: Ja, es kann versucht werden, Ihnen den Führerschein abzunehmen, wenn Sie betrunken Fahrrad fahren. Wenn Sie mit mehr als 1,6 Promille auf dem Rad erwischt werden, kann das dann zuständige Gericht ein medizinisch-psychologisches Gutachten einfordern. Und wenn dieses ergibt, dass Sie aufgrund Ihrer Affinität zum Alkohol nicht zum Führen von Fahrzeugen geeignet sind, kann der »Lappen« weg sein. Und wenn Sie als Radfahrer betrunken einen Unfall herbeiführen, können Sie sogar bestraft werden, wenn Ihr Promillepegel »nur« eine Null vor dem Komma aufweist.

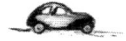

Alkohol im Straßenverkehr II: Versicherungsschutz
oder: Wenn's richtig bitter wird

Wahrscheinlich wussten Sie es schon, vielleicht auch nur ein bisschen, oder Sie haben davon schon einmal gehört, aber jetzt kommt die ganze ungeschminkte Wahrheit: Sollten Sie unter dem Einfluss von Alkohol einen Unfall verursachen, so ist es ziemlich wahrscheinlich, dass Sie Ihren Versicherungsschutz verlieren.
Versicherungen sind gewinnorientierte Unterneh-

men. Und deswegen nutzen sie jede Chance, in einem Schadensfall nicht zahlen zu müssen. Das ist schließlich auch ihr gutes Recht. Also noch einmal: Gehen Sie davon aus, dass Ihr Versicherungsschutz futsch ist, wenn Sie unter Alkoholeinfluss einen Unfall verursachen. Bedeutet: Sie müssen den Schaden, den Sie angerichtet haben, aus eigener Tasche zahlen. Und das kann nicht nur teuer, sondern existenzbedrohend sein. Stellen Sie sich vor ... nein, das lassen wir besser. Denn wenn Sie in der Lage waren, sich dieses Buch zu kaufen (oder, noch besser, es sich schenken zu lassen) und es bis hierhin zu lesen, dann sind Sie intellektuell fit genug, sich vorzustellen zu können, welche Sach- und auch Personenschäden bei einem Autounfall passieren können.

Stichwort Personenschäden: Wir haben uns erlaubt, die Tatbestände der fahrlässigen Körperverletzung sowie der fahrlässigen Tötung hier einfach mal unberücksichtigt zu lassen. Nur eines dazu: Wenn Menschen zu Schaden kommen, weil Sie betrunken Auto gefahren sind, dann können Sie ganz schnell im Knast landen. Brauchen Sie jetzt wirklich noch einen guten Tipp? Wirklich? Na gut, Sie sollen ihn haben: Eine Flasche Bier ist das absolute Maximum. Sollte Ihnen das nicht ausreichen, steigen Sie bitte aufs Taxi um und betrachten die 15 Euro (oder was Sie eben so bezahlen) einfach als hervorragende Investition in Ihre Zukunft als freier Bürger mit freier Fahrt.

Und wenn Sie dieses Geld nicht übrig haben, dann trinken Sie doch bitte zu Hause!

Obacht im Ausland

oder: Promillegrenzen in Europa

Ob Sie es glauben oder nicht: Die Promillegrenze ist bei weitem keine deutsche Eigenart, auch wenn man es fast vermuten könnte. In anderen Ländern ist das Führen von Kraftfahrzeugen unter dem Einfluss von Alkohol selbstverständlich auch verboten. Damit Sie wissen, was Sie im Urlaub erwartet: Hier die aktuellen Promillegrenzen in einigen mehr oder weniger befreundeten Staaten (Stand: Juli 2004):

0,0 Promille	Estland, Kroatien, Litauen, Malta, Rumänien, Slowakei, Tschechien, Türkei (für Fahrer von Kfz mit Anhänger)
0,2 Promille	Norwegen, Polen, Schweden, Portugal
0,5 Promille (Richtig! Gilt in Deutschland)	Belgien, Bulgarien, Dänemark, Finnland, Frankreich, Griechenland, Italien, Jugoslawien, Lettland, Mazedonien, Niederlande, Österreich, Schweiz, Slowenien, Spanien, Türkei (für Fahrer von Kfz ohne Anhänger), (Nord-)Zypern
0,8 Pomille	Großbritannien, Irland, Luxemburg
0,9 Promille	(Süd-)Zypern

Zurzeit ist es (noch) so, dass Ihnen die Fahrerlaubnis wegen eines verkehrsmäßigen Trunkenheitsdelikts im Ausland nicht dauerhaft aberkannt werden darf.

Was aber sehr wohl passieren kann, nein, was Ihnen todsicher blüht, ist ein saftiges Bußgeld.

Land	Bußgelder in €
Belgien	ab 120
Dänemark	ab 540
Deutschland	**ab 250**
Frankreich	bis 4450
Großbritannien	bis 6000
Niederlande	ab 180
Italien	ab 250
Luxemburg	bis 1200
Österreich	ab 210
Schweiz	ab 645
Spanien	ab 290

Sollten Sie, wenn Sie wegen Trunkenheit am Steuer zur Kasse gebeten werden, nicht willens oder in der Lage sein zu zahlen, kann es dazu kommen, dass entweder Ihr Führerschein oder sogar Ihr fahrbarer Untersatz beschlagnahmt wird. Darüber hinaus ist es selbstverständlich möglich, dass Ihnen in Ihrem Gastland bis zur Grenze das Führen Ihres Fahrzeugs untersagt wird. Aber gehen Sie bitte davon aus, dass sich diese doch eher liberale, aber hoffentlich nicht allzu verführerische Regelung in absehbarer Zeit überholt haben wird. Denn wenn man der Presse glauben darf, so sind unsere EU-Denker und -Lenker mit Hochdruck dabei, dafür zu sorgen, dass Verkehrsdelikte im Ausland auch im jeweiligen Heimatland geahndet werden können.

Spitzenreiter in der Bestrafung betrunkener Autofahrer scheinen – wer sonst – die USA zu sein. Mehr oder weniger seriöse Quellen berichten, dass dort (natürlich wieder mal überwiegend in den Südstaaten) jemandem, der infolge eines Unfalls unter Alkoholeinfluss einen Menschen tötet, sogar die Todesstrafe drohen soll. Legenden der Neuzeit? Urban Myths? Also *ich* würde es nicht darauf ankommen lassen!

Alkohol im Job

oder: Wissenswertes aus dem Arbeitsrecht

Zu diesem Thema, Sie können sich wahrscheinlich vorstellen, wie kompliziert und vielschichtig es ist, haben wir Ihnen ein paar Informationen zusammengestellt. Egal, auf welcher Seite Sie stehen, sowohl für Arbeitgeber als auch für Arbeitnehmer dürfte das Nachstehende von Interesse sein. Für komplexere Sachverhalte fragen Sie bitte Ihren Anwalt oder Betriebsrat.

Der Arbeitsvertrag
Beim Abschluss eines Arbeitsvertrages darf nicht nach den aktuellen Trinkgewohnheiten gefragt werden.

Geschieht dies doch, darf man lügen. Ist man an Alkoholismus erkrankt, so muss man dieses dem Arbeitgeber offenbaren, wenn die Erkrankung die Ausübung der Tätigkeit beeinträchtigen kann. Ein »trockener« Alkoholiker hat das Recht, die Vorerkrankung zu verschweigen. Problematisch ist jedoch, ab wann der Alkoholismus tatsächlich als überwunden gilt.

Kündigung

Eine fristgemäße Kündigung kommt bei alkoholbedingtem Fehlverhalten dann in Betracht, wenn der betroffene Mitarbeiter nicht im medizinischen Sinne als krank gilt. Eine folgenlose Abmahnung ist Voraussetzung für eine wirksame Kündigung. Allerdings muss der Arbeitgeber dem Mitarbeiter hinreichend Zeit geben, sein Verhalten zu ändern.

Gilt jedoch der Mitarbeiter im medizinischen Sinne als alkoholkrank, so muss ihm an Stelle einer Kündigung die Möglichkeit gegeben werden, in Form einer Therapie seine Krankheit zu überwinden. Während sich ein alkoholkranker Mitarbeiter einer Therapie unterzieht, ist er nicht kündbar und hat Anspruch auf Entgeltfortzahlung. Wird ein Alkoholiker nach der Durchführung einer Therapie wieder rückfällig, so liegt aus rechtlicher Sicht eindeutig Verschulden vor. Ihm kann dann krankheitsbedingt gekündigt werden.

Unfallversicherung

Wenn Sie während der Arbeit so betrunken sind, dass Sie nicht mehr in der Lage sind, die vorgesehenen

Tätigkeiten auszuführen, so sind Sie nicht mehr gesetzlich unfallversichert. Sie verlieren ebenfalls Ihren Versicherungsschutz, wenn die Trunkenheit wesentliche Ursache für den Unfall oder den Verlauf bzw. die Schwere des Unfalls war; wenn man also davon ausgehen kann, dass der Unfall so nicht passiert wäre, wären Sie nüchtern gewesen.

Im Straßenverkehr ist die Regelung recht einfach: Nicht versichert ist, bei wem eine absolute oder relative Fahruntüchtigkeit festgestellt wurde. Das gilt selbstverständlich auch für Unfälle, die zwischen Wohnung und Arbeitsstätte stattfinden.

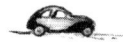

Besonderheiten im Arbeitsrecht

oder: Von Piloten und Busfahrern

Wenn Menschen hauptberuflich mit dem Transport anderer Menschen beauftragt sind, wie zum Beispiel Piloten, Zugfahrer oder Reisebusfahrer, so gelten andere Regeln. Jeder, der schon einmal eine Busreise gemacht hat, weiß genau: Striktere Abstinenzler als die Lenker von Reisebussen kann man sich beileibe nicht vorstellen. Und das hat einen guten Grund. Für diese Gruppe gelten natürlich besondere Vorschriften. Der Personenbeförderungs- sowie der Führerschein kann beispielsweise Busfahrern schon bei einem Alkoholpegel deutlich unter 0,5 Promille aberkannt werden. Die Konsequenzen aus arbeitsrechtlicher Sicht liegen auf der Hand. Ein Busfahrer ohne Führerschein wird wahrscheinlich nicht einmal versuchen, gegen eine fristlose Kündigung vorzugehen.

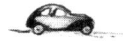

Kunterbuntes aus dem Recht
oder: Was man vielleicht wissen sollte

Schadenersatz
Wer jemandem einen Schaden zugefügt, das aber im Zustand der Bewusstlosigkeit oder einer ähnlichen Geistesstörung tut, ist dafür nicht zur Verantwortung zu ziehen. Halt, stopp: Es sei denn, er hat sich durch geistige Getränke selbst in diese Situation gebracht. Dann kann er nach den Vorschriften der Fahrlässigkeit schadenersatzpflichtig gemacht werden.

Unterbringung in einer Entziehungsanstalt
Wenn jemand in volltrunkenem Zustand eine rechtswidrige Tat begangen hat und selbige Person dazu neigt, alkoholische Getränke im Übermaß zu konsumieren, so kann er oder sie per Gerichtsbeschluss in eine Entziehungsanstalt eingewiesen werden. Das gilt vor allem, wenn die Gefahr besteht, dass er infolge

seines Handelns erneut erhebliche rechtswidrige Taten begehen wird. Originellerweise kann aber diese Einweisung unterbleiben, wenn eine Entziehungskur von vornherein als aussichtslos angesehen wird.

Gefährdung einer Entziehungskur

Angenommen, Sie besuchen jemanden in einer Entziehungsanstalt, der dort aufgrund einer behördlichen Anordnung untergebracht ist, und bringen ihm ein Fläschchen Rotwein zur Entspannung mit. Rechnen Sie bitte in diesem Fall mit einer Geldstrafe oder einer Freiheitsstrafe bis zu einem Jahr.

Staatsdiener mit und ohne Uniform

Beamte, die sich in der Ausübung des Dienstes der Trunkenheit im Straßenverkehr schuldig machen, können disziplinarrechtlich bestraft werden. Und wenn ein Soldat wegen der Gefährdung des Straßenverkehrs infolge Alkoholgenusses verurteilt wird, so führt dies in der Regel zu einer so genannten waffenrechtlichen Unzuverlässigkeit. Das kann mit einer Degradierung geahndet werden. Aber gerade Soldaten stehen ja nicht unbedingt in dem Ruf, besonders gerne alkoholischen Getränken zuzusprechen, oder wie war das noch mal?

Das Gaststättenrecht

In Kneipen und ähnlichen Lokalitäten gehört der Ausschank von alkoholischen Getränken zu einer wesentlichen Einnahmequelle. Das hat den Gesetzgeber dazu veranlasst, über diesen Wirtschaftszweig besonders zu wachen. Daher ist es für die Eröffnung einer Gaststätte notwendig, eine Erlaubnis einzuholen. Diese Erlaubnis ist laut Gaststättengesetz allerdings zu versagen, wenn der Antragsteller nicht die erforderliche Zuverlässigkeit besitzt. Dies gilt insbesondere dann als gegeben, wenn er selbst »dem Trunke ergeben ist« oder er möglicherweise »dem Alkoholmissbrauch bzw. der Unsittlichkeit Vorschub leisten wird.«

Alkoholiker als Wirte, die andere Alkoholiker abfüllen – ich denke, dabei handelt es sich um ein Horrorszenario, das in unserem Land völlig undenkbar ist. Deswegen wird auch niemanden die Existenz des § 20 Gaststättengesetz verwundern. Danach ist es nämlich verboten, alkoholische Getränke an erkennbar Betrunkene zu verabreichen. Gut, dass der Gesetzgeber da einen massiven Riegel vorgeschoben hat!

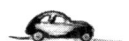

Teil 5
Der Traubensaft

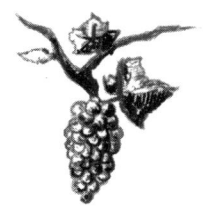

Ein großes Kapitel

*oder: Was sie auf den kommenden
Seiten erwartet*

Wein ist ein edles Getränk! Kaum ein anderes ermöglicht es einem in so hervorragender Weise, sich in geeigneter Runde als Mann respektive Frau von Welt zu präsentieren. Folgender Satz gehört in den besseren Kreisen bzw. solchen, die sich dafür halten, zum unverzichtbaren Instrumentarium: »Du, ich hab da einen ganz kleinen Winzer an der Hand, also *einmalig*!« Mit diesem oder ähnlichen Sätzen gehört man dazu, da zeigt man: Man hat's einfach drauf. Peinlich nur, wenn man dann Fragen gestellt bekommt, die man nicht beantworten kann, oder wenn Begriffe fallen, die man nicht versteht.

Damit Ihnen so etwas nicht passiert, haben wir Ihnen das Basiswissen zusammengestellt, mit dem Sie sich über Wasser halten können. Damit Sie auch zukünftig mitreden können. Und damit wir Sie als chronologischen Leser nicht langweilen: Historische und religiöse Aspekte werden hier zur Vermeidung von Redundanzen selbstverständlich außen vor gelassen.

Die Herstellung

oder: Von Winzern und vom Keltern

Das Wichtigste am Wein ist die Rebe, der Weinstock. Das ist nämlich die Pflanze, an der die Trauben wachsen. Wenn der Winzer die Trauben geerntet hat, dieser Vorgang wird auch als Lese bezeichnet, werden sie in der Regel mechanisch von ihren Stielen getrennt.

Bei der Herstellung von Weißwein werden die Trauben im Kelter gepresst und der abtropfende Saft, der Most, wird in einen Gärbehälter gefüllt. Die Hülsen, der Trester, bleiben übrig. In Italien wird aus diesem Reststoff übrigens der berühmte Grappa gebrannt. Aber das nur am Rande.

Beim Rotwein wird die gesamte Traube inklusive der Hülsen für die Gärung verwendet. Aus diesen Hülsen zieht der Rotwein seine charakteristische Farbe und auch die Gerbstoffe, die so wichtig für den besonderen Geschmack sind.

Der Roséwein wird ebenfalls aus roten Trauben hergestellt, er wird aber deutlich früher von den Hülsen der Trauben getrennt. So kann der Wein nur wenig rote Farbstoffe ziehen.

Um den Gärungsprozess zu beginnen, wird dem Most Hefe beigemengt, die dann – und wie das geht, wissen Sie ja bereits – aus dem Zucker den Alkohol herstellt. Normalerweise arbeitet die Hefe, bis der gesamte Traubenzucker in Alkohol umgewandelt ist oder bis ein Alkoholgehalt von ca. 15 Prozent erreicht ist. Dann sterben die speziell für die Weinherstellung verwendeten Hefezellen ab. Wenn man also süßeren Wein erhalten will, muss man den Gärungsprozess rechtzeitig beenden. Sobald dieser Prozess, den man auch gern als Fermentierung bezeichnet, abgeschlossen ist, wird der Wein in andere Behälter, in der Regel Fässer, umgefüllt. Dort reift er weiter und wird dann, irgendwann, in Flaschen gefüllt und so zum bedürftigen Endverbraucher transportiert.

Die Qualität

oder: Was macht einen guten Wein aus?

Das ist eine wirklich gute Frage. Sie glauben ja gar nicht, wie viele Bücher schon über dieses Thema geschrieben wurden! Und nicht nur das, es beschäftigt sich ein ganzer Wissenschaftszweig, die so genannte Önologie, mit dieser Frage.

Machen wir es kurz: Es sind natürlich viele Faktoren, die bei der Qualität des Weines eine Rolle spielen. Die wichtigsten sind der Weinstock (und somit die Traube), der Boden und zu guter Letzt selbstverständlich das Wetter.

Der Weinstock, an dem die Traube wächst, ist eigentlich ein ziemlich zähes Pflänzchen. Der wächst da, wo sonst kaum etwas wächst, nämlich auf relativ kargem

Boden. Das ist auch der Grund dafür, dass die Volksweisheit »Nur auf alten Pferden lernt man reiten« sinngemäß auch für den Anbau von Wein gilt. Denn die Weinstöcke benötigen etliche Jahre, um ihre Wurzeln tief genug in die Erde zu treiben und so genügend Wasser emporfördern zu können. Als oberste Erdschicht genügen dem Wein so karge Materialien wie Schiefer, Ton oder Kalk.

Das Wetter spielt eine zentrale Rolle. Denn je mehr Sonne die Weintraube abbekommt, umso mehr Zucker produziert sie. Die Grenze für den europäischen Weinbau zieht sich quer durch Deutschland und Frankreich. Das liegt – na klar – am Wetter. Nördlich der Mosel spielt sich in Deutschland in Sachen Winzerei bekanntlich nicht mehr viel ab.

Die Traubensorten

oder: Namen, Namen, Namen

Zu ihrer Beruhigung: Auf der Welt gibt es geschätzte 5000 Sorten von Trauben, die für den Weinanbau verwendet werden. Und die kann man natürlich nicht alle kennen. Wichtig ist, zu unterscheiden, ob das Fachvokabular nun auf der Benennung der Trauben basiert oder sich vielleicht doch eher auf die Gegend bezieht, in der der Wein angebaut wird. Da helfen wir gern. Neben der Xynisteri-Traube, die auf Zypern angebaut wird, kann man von folgenden Traubensorten durchaus schon einmal gehört haben:

Rote Trauben

Cabernet Sauvignon Wird häufig für Bordeaux-Weine verwendet, dickschalige Trauben, sorgen für viel Farbe und für gerbstoffbetonten und sauren Geschmack.

Trollinger Stammt aus Baden-Württemberg und sorgt für einen eher fruchtigen Wein.

Zinfandel Kalifornische Traube, wird trotz roter Farbe durch behutsame Behandlung auch zur Produktion von Weißwein herangezogen.

Lambrusco Weit besser als sein Ruf, bei weitem nicht nur ein Getränk für die eher benachteiligten Opfer unserer oft so harten und zynischen Leistungsgesellschaft.

Merlot Sehr beliebte Traubenart, wird auf der ganzen Welt angebaut und bringt einen eher leichten und fruchtigen Roten auf den Tisch.

Portugieser Wird, wie der Name schon sagt, überwiegend in Deutschland, Österreich und Osteuropa angebaut.

Dornfelder Wird überwiegend in Rheinhessen und der Pfalz angebaut und hat die deutschen Rotweine echt nach vorn gebracht.

Pinot Noir Kennt man im deutschsprachigen Raum auch als Spätburgunder oder blauer Burgunder.

Der Wein hat eine kräftige Farbe und der Geschmack spielt ins Fruchtige hinein.

Montepulciano Stammt aus Süditalien, ein sehr kräftiger Wein, eher etwas für jeden Tag als fürs Weihnachtsessen.

Gamay In der Farbe nicht ganz so kräftig wie die anderen, ein eher milderer Tropfen.

Weiße Trauben

Chardonnay Eindeutig der Weltmeister unter den Weißweinen, würzig, fruchtig, aromatisch, stammt ursprünglich aus der Bourgogne (zu Deutsch Burgund) und bildet die Basis für den weltberühmten Chablis.

Grauburgunder Den Supermarktkäufern auch in seiner italienischen Version als »Pinot Grigio« bekannt, meist fruchtig-trocken.

Huxelrebe Hierbei handelt es sich um eine deutsche Züchtung, die wir in diese Übersicht auch deswegen aufgenommen haben, weil der Name so lustig klingt.

Müller-Thurgau Auch Rivaner genannt, in Deutschland ziemlich weit verbreitet, ziemlich pflegeleichte Rebe, liefert viel Frucht und wenig Säure.

Muskateller Aus dieser Traube wird im Piemont ein Wein und Sekt angebaut, der viele junge Mädchen und alte Frauen glücklich macht: Der berühmtberüchtigte Asti Spumante. Mehr muss man wohl nicht sagen.

Riesling Der Klassiker in Deutschland, ein Allround-

Talent. Bringt, wenn der Winzer es drauf hat, Spitzenweine.

Scheurebe Ebenfalls in Deutschland ziemlich weit verbreitet, liefert einen Wein mit überdurchschnittlichem Säuregehalt.

Silvaner Ein von der Farbe her blasser Wein von feiner Struktur mit relativ wenig Säure.

Shiraz Stammt meistens aus Südafrika oder Australien. Wenn Sie also einen Wein dieser Sorte in Ihrem Einkaufswagen haben, so hat der in der Regel schon etliche Tausend Kilometer auf dem Buckel. Wenn Ihnen jedoch die Öko-Bilanz schnuppe ist, erwartet Sie ein Wein mit Aroma, vollem Körper und ziemlich hohem Alkoholgehalt.

Gewürztraminer Wird überwiegend in Deutschland und im deutsch-französischen Grenzgebiet angebaut. Bringt einen – wie der Name schon sagt – ziemlich würzigen Wein.

Die Anbaugebiete

oder: Noch mehr Namen

Im Unterschied zur Traubensorte ist natürlich auch die Gegend, in der Wein angebaut wird, für das Produkt und seine Qualität entscheidend. Zuallererst gilt es natürlich einmal, das Herkunftsland zu unterscheiden. Tatsächlich wird Wein erfolgreich in einigen Ländern dieser Welt produziert, aber am Ende bleiben doch meistens nur eine Hand voll über, über die es sich zu reden lohnt. Irgendwie hat man ja doch das Gefühl, dass unser Nachbarland Frankreich eine herausragende Rolle als das Weinland schlechthin einnimmt.

Halt, stopp, eine Bemerkung müssen wir noch voranstellen: In einigen Ländern gibt es eine Fülle von Vorschriften, wann ein Wein wie heißen darf. Und nicht zuletzt die Herkunft ist dabei ein Riesenthema. Aber nicht für uns, denn mit diesen rechtlichen Details können und wollen wir Sie selbstverständlich nicht langweilen. Deswegen gibt es jetzt hier eine Übersicht, und die erhebt selbstverständlich keinen Anspruch auf Vollständigkeit.

Französische Anbaugebiete

Bordeaux Die Region Bordeaux gehört nicht nur zu den größten, sondern zweifelsohne auch zu den berühmtesten Weinanbaugebieten unserer schönen Welt.

Diese Region, auch Bordelais genannt (ja, wie das berühmte Fisch-Fertiggericht) steht überwiegend für farb- und geschmacksintensive Rotweine.

Innerhalb dieser Gegend unterscheidet man kleinere Gebiete, auch Appellationen genannt.

Die berühmtesten Appellationen des Bordelais sind: Medoc, Haut-Medoc, Margaux, Pauillac, Saint-Julien, Saint-Emilion und andere.

Übrigens: Schon einmal die Bezeichnung »Château Mouton-Rothschild« gehört? Dieser Inbegriff für sensationell teuren Wein stammt natürlich auch aus dieser Gegend.

Burgund (oder auch **Bourgogne**) Die bekanntesten Gegenden in der Bourgogne sind Chablis und Beaujolais, deswegen dazu jetzt auch unmittelbar mehr.

Chablis Die Region Chablis steht so sehr für einen erfolgreichen und leichten Weißwein, wie es ihr eigentlich gar nicht lieb sein dürfte. Denn in der ganzen Welt wird mit dieser Produktbezeichnung relativ großzügig umgegangen. So großzügig, dass auch ein großer deutscher Discounter Chablis im Standardangebot führt.

Das hat natürlich nur wenig mit dem Original zu tun, denn diese relativ kleine Region kann unmöglich solche Mengen herstellen. Also ein kleiner Tipp: Probieren Sie doch einmal den echten!

Beaujolais Die Gegend mit dem Namen Beaujolais steht für einen unkomplizierten und leichten Wein. Und offensichtlich beherbergte diese Region eine Gruppe ausgemachter Füchse, richtige Marketing-Strategen. Denn schon im Jahr 1951 erstritten sich die Winzer im Beaujolais eine Ausnahmegenehmigung vom französischen Weinrecht. Diese Genehmigung erlaubt es ihnen, ihren jungen Wein schon am dritten Novemberdonnerstag auf den Markt zu bringen, und nicht mehr wie bisher am 15. Dezember.

In den siebziger und achtziger Jahren des 20. Jahrhunderts wurde die Ankunft dieses jungen Weines über die französischen Grenzen hinweg quasi kultisch zelebriert. Eine gigantische Marketingkampagne posaunte folgenden triumphierenden Claim in die Welt hinaus:

Le Beaujolais Primeur est arrivé!

Und man freut sich dann und tut so, als würde man dazu gehören. Und das tut man auch. Allerdings zu einer Gruppe von Menschen, die jeden Marketing-Blödsinn nachquatschen und in Wirklichkeit keine Ahnung von Wein haben. Sagen die richtigen Kenner, denn nach ihrem Urteil ist der Beaujolais Primeur ein ziemlich nichtssagender und unfertiger Wein mäßiger Qualität.

Aber urteilen Sie selbst, wenn Ihnen danach ist!

Gewinner sind übrigens die Winzer des Beaujolais, die auf diese geniale Art geschätzt mehr als zwei Drittel ihrer gesamten Ernte auf einmal losschlagen. Und das zu immer besseren Konditionen, denn der Kult sorgt weltweit für stetig wachsende Preise. Hut ab vor so viel Chuzpe!

Côtes du Rhône Im Rhône-Tal werden fast ausschließlich Rotweine hergestellt. Da es sich um ein ziemlich vielfältiges Gebiet sowohl in geografischer wie auch in klimatischer Hinsicht handelt, sind auch die Weine dieser Region ziemlich unterschiedlich. Eines ist ihnen aber gleich: Solide Qualität steht hier recht günstigen Preisen gegenüber. Von einer Ausnahme abgesehen: die

Spitzenappellation »Châteauneuf-du-Pape« ragt preismäßig deutlich heraus, aber das auch – so sagen die Kenner – mit Fug und Recht.

Côtes de Provence Hier können wir es ziemlich kurz machen. Diese Region ist hauptsächlich bekannt für einen günstigen Roséwein, der in den letzten Jahren deutlich an Qualität zugelegt hat. Wer Rosé mag, ist hier allemal an der richtigen Adresse.

Languedoc Das Languedoc und die Nachbarregion Roussillon liegen am Mittelmeer und zeichnen sich eher durch die Produktion günstiger Massenweine aus.

Anjou Im Anjou werden überwiegend Weißweine, aber mit zunehmendem Marktdruck auch Rosé und Rote angebaut.

So. Das sollte für Frankreich erstmal reichen. Und nun ab zum Heimspiel.

In Deutschland dominiert der Anbau des Weißweins. Ungefähr 80 Prozent des deutschen Weinausstoßes besitzt diese Farbe. Der Grund: Klima und Bodenbeschaffenheit gefallen den roten Trauben in Deutschland nicht ganz so gut wie die beim Gott in Frankreich.

Deutsche Anbaugebiete

Mosel, Saar und Ruwer Werden gern in einem Atemzug genannt. Diese Region wird klar vom Riesling dominiert.

Hier ein paar Feinheiten: An der Saar haben die Winzer am stärksten mit dem Wetter zu kämpfen; häufig ist die Qualität durch schlechtes Wetter so begrenzt, dass die gesamte Ernte an Sekthersteller verkauft wird. Spielt Petrus jedoch mit und scheint die Sonne häufiger, dann sind dort richtige Kracher zu verzeichnen.

An der Mosel herrschen nahezu perfekte Rahmenbedingungen: Die Weinberge stehen im optimalen Winkel und die Böden aus Schiefer oder Kalk speichern die Wärme hervorragend. Und deswegen ist der Moselwein auch weltweit ein Begriff.

Und die Ruwer, ja, die Ruwer, was gibt's dazu zu sagen? Ein ziemlich kleines Gebiet, hat es auch nicht leicht mit dem Wetter und gehört zu den andern beiden einfach dazu. Fertig.

Rheingau Der Rheingau, den KeglerInnen unter Ihnen am ehesten durch die die Drosselgasse umgebende Stadt Rüdesheim bekannt, gilt als die beste deutsche Weingegend. Hier liegen Schlossgüter, die sich teilweise seit vielen Hundert Jahren in Adelsbesitz befinden. In letzter Zeit mischen dort jedoch junge Profis den Wettbewerb auf, die hier mit wissenschaftlich fundierter Ausbildung brillieren können.

Es dominiert – mal wieder – der Riesling.

Rheinhessen Rheinhessen ist das größte deutsche Weinanbaugebiet. Hier wird rund ein Viertel der gesamten deutschen Ernte produziert. Durch einen leichten Trend zur Massenproduktion werden diese Weine nicht unbedingt zu den Spitzenprodukten in Deutschland gezählt.

Rheinpfalz Da es sich hier um eine der sonnigsten Ecken in Deutschland handelt, wird hier ein relativ lieblicher, um nicht zu sagen süßer Wein hergestellt. Daher dominiert hier auch nicht mehr der Riesling, sondern andere Rebsorten wie Traminer, Silvaner u. a. werden bevorzugt.

Franken Endlich mal eine Ausreißerlandschaft: Weg von Rhein und Mosel. Rund um Würzburg wird der Frankenwein angebaut. Damit auch dem letzten Genießer klar wird, dass der Frankenwein aus einer ganz anderen Region stammt, wird er in ganz besonderen Behältern abgefüllt. Während sich die anderen Weingebiete offensichtlich auf eine lange und schlanke Flasche geeinigt haben, setzen die Franken auf eine gedrungene und bauchige Flasche: den berühmten Bocksbeutel. Ersparen Sie mir bitte Ausführungen zur Herkunft dieses Namens, es reicht, wenn wir Unwissende an das Tierreich denken lassen.

Hier werden überwiegend Müller-Thurgau und die Silvaner-Traube angebaut, das führt zu einem überwiegend trockenen Wein.

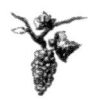

Andere große Nationen

oder: Der Rest der Weinwelt

Italien

- Italien ist der größte Weinproduzent der Welt; nur in wirklich guten Jahren können die Franzosen den Italienern diesbezüglich das Wasser reichen.
- Aus Italien wird mit Abstand die größte Menge Wein nach Deutschland importiert.
- Vor allem die klimatischen und geografischen Verhältnisse begünstigen den Weinanbau enorm.
- In Italien gilt wie so oft auch in diesem Zusammenhang ein Nord-Süd-Gefälle, und zwar hinsichtlich der Qualität: Der Wein aus dem Süden des Landes kann es in der Regel nicht mit dem aus den nördlichen Gebieten wie zum Beispiel der Toskana aufnehmen.
- Im Unterschied zu den Franzosen, die seit mehreren Hundert Jahren ihren Wein durch starke Qualitätsrichtlinien reglementieren und so ein hochwertiges Image aufbauen konnten, hinken die Italiener in Sachen Bigbusiness noch ein wenig nach: Dort ist die Weinproduktion noch überwiegend Familienangelegenheit.

Spanien

- Spanien wird auch gern als der schlafende Riese bezeichnet, obwohl das so eigentlich nicht (mehr) stimmt.

- Kaum ein Weinland hat in der vergangenen Zeit eine so starke Entwicklung genommen wie Spanien.
- Die sprunghaft angestiegene Qualität erkennt man am besten bei dem mittlerweile international zu großer Popularität gelangten Rioja.
- Experten glauben, dass man zukünftig aus Spanien noch einige Überraschungen erwarten darf.

USA

- Spricht man über Wein aus den USA, so spricht man über Kalifornien. Aber auch in zahlreichen anderen Gegenden der USA wird Wein, nur mit weniger Außenwirkung, angebaut.
- Zum Export gelangen allerdings überwiegend Produkte aus Kalifornien.
- Wie bei einigen anderen Dingen, so können die USA auch hinsichtlich der Weinproduktion auf keine mit Europa vergleichbare Geschichte zurückblicken.
- Ungefähr seit Mitte des 16. Jahrhunderts wird dort Wein angebaut, aber durch Kriege und die Prohibition wurde die Produktion immer wieder zurückgeworfen.
- Mittlerweile gehören die USA zu den größten Weinproduzenten der Welt; von den ca. 13 Millionen Hektolitern, die dort produziert werden, werden allerdings nur ca. 400 000 im Ausland abgesetzt. Den Rest trinken die Amis lieber selbst.

Darüber hinaus liefern auch Anbaugebiete in Chile, Südafrika, Australien, Österreich, Ungarn und vielen anderen Ländern erstklassige Weine. Probieren Sie sie doch einfach mal aus!

Le Etikett

oder: Wie erkenne ich einen guten französischen Wein?

Nun möchte ich Ihnen erklären, wie Sie akzeptable bis gute Qualität anhand eines Weinetiketts erkennen können. Denn wahrscheinlich ist es in Ihrem Edekamarkt um die Ecke nicht üblich, mit einem Probiergläschen zu erscheinen, um den Wein, den sie kaufen möchten, vorher auch zu verkosten.

Machen wir es uns einmal ganz einfach. Tatsächlich gilt: Ein teurer Wein ist selten schlecht, aber auch ein preiswerter Wein kann richtig gut sein. Also nehmen wir einmal an, Sie sind irgendwo zum Essen eingeladen und möchten eine Flasche Wein mitbringen. Die einfachste Lösung: Nehmen Sie sich acht Euro und suchen Sie sich eine schöne Flasche aus. Die Wahrscheinlichkeit, dass sie sich damit blamieren, ist relativ gering.

Aber ganz so einfach möchten wir es uns ja nicht machen, nicht wahr? Denn das hätten Sie wahrscheinlich auch so hinbekommen. Also schauen wir mal, was uns eine Flasche und ihr Label mitteilen können. Und wieder beginnen wir in Frankreich. Dort gelten vier Qualitätsbezeichnungen.

Appellation d'Origine Contrôlée (AOC)

Diese kontrollierte Herkunftsbezeichnung darf nur von den besten Weinen in einer Gegend geführt werden. Sie werden strengstens kontrolliert hinsichtlich nahezu aller zu kontrollierenden Gesichtspunkte. Das umfasst den Anbau, die Herstellung, die Reben, den Alkoholgehalt; sie sind ausführlich analysiert und geprüft.

Vin Délimité de Qualité Supérieure (VDQS)

In der nächsten Stufe der Rangordnung folgen die Herkunftsbezeichnungen für den Wein von höherer Qualität. Eigentlich wird er genauso kontrolliert wie der AOC. Er ist aber nicht ganz so gut.

Vin de Pays

Die dritte Stufe ist der so genannte Landwein, auch diese Weine werden erprobt, bevor sie ihre Benennung erhalten.

Vin de Table

Die Tafelweine sind die einfacheren Weine, die der Franzose – das weiß man – in der Regel täglich zu sich nimmt. Wichtigste Vorschrift: Diese Weine müssen mindestens einen Alkoholgehalt von 8,5 Prozent aufweisen. Übrigens, mehr als zwei Drittel der gesamten französischen Produktion entfallen auf diese Kategorie.

Wenn Sie bei einem Bordeaux den folgenden Text auf dem Etikett finden, dann sind sie ganz vorn mit dabei: »Premier grands crus classés«. Ob Sie ihn sich dann auch leisten können, ist eine andere Frage. Und wer auf Französisch zählen kann, wird schon ahnen, wie es weitergeht. Auf die »Premier grands cru« (erste Lage) folgt die »Deuxième« (zweite), dann die »Troisième« (dritte) und »Quatrième« (vierte) sowie »Cinquième grands crus classés«, die fünftbeste große Lage.

In der Bourgogne unterscheidet man die Besten der Besten, die so genannten »grands crus«. Nur 32 Weinberge dürfen diese Bezeichnung tragen. Auf dem Etikett steht dann nur der Name des Weinbergs.

Die zweitbeste Kategorie ist die »premier cru«, diese Bezeichnung führen insgesamt ca. 600 Weinberge. Auf dem Etikett finden Sie neben dem Namen des Weinberges auch noch den Namen des Dorfes.

Auch der Ort, an dem der Wein abgefüllt wurde, lässt einen Rückschluss auf die Qualität zu. Die besten Weine werden in der Regel direkt auf dem Weingut abgefüllt. Das nennt der Franzose dann *Mise en bouteille au château* oder *du domaine*.

Ansonsten gibt es noch »Mise par le propriétaire« (oder auch »à la propriété«) das bedeutet »Erzeugerabfüllung«. Und ein Erzeuger kann ja durchaus mehrere Weingüter haben. Und dann gibt es noch die Kellereiabfüllung: »*Mise dans nos caves*«. Muss aber nicht zwingend die Kellerei des Erzeugers sein.

Das Etikett

*oder: Was sagt mir der Aufdruck
über deutschen Wein?*

Eines muss man den Franzosen ja lassen: Beim Wein verstehen Sie keinen Spaß. Sie entwickeln eine geradezu preußische Regelungswut, wenn es darum geht, die Qualität eines der Hauptexportprodukte ihres Landes sicherzustellen. Aber – Sie werden es schon ahnen – da lassen auch wir Teutonen uns nicht lumpen! Schauen wir doch mal, was wir Deutschen so drauf haben, wenn es darum geht, die Weinwirtschaft durch Vorschriften zu reglementieren.

Trocken bis lieblich

Fangen wir mit dem Geschmack an. Die nachfolgenden Bezeichnungen dürften sie vielleicht schon mal gehört haben, vielleicht wissen Sie sogar, welche Kategorie Ihnen zusagt. Folgendes hätten wir da im Angebot:

- *trocken:* 1–4 g Zucker/l, bei höherem Säuregehalt bis zu 9 g Zucker/l,

- *halbtrocken:* 9–18 g Zucker/l,
- *lieblich:* >18–45 g Zucker/l,
- *süß:* alles, was darüber liegt.

Die Deutsche Landwirtschaftsgesellschaft (DLG) verleiht auf Antrag ein Siegel. Dieses weist Erzeugnisse einer bestimmten Güte aus und legt durch eine farbige Gestaltung den Zuckergehalt offen. Trockene Weine bekommen das gelbe Siegel, halbtrockene Weine ein grünes und liebliche ein rotes.

Die Diabetiker unter Ihnen sollten wissen: Gemäß der Weinverordnung von 1971 durften Diabetikerweine lediglich vier Gramm Gesamtzucker enthalten. Seit der Überarbeitung der Norm im Jahr 1995 bezieht sich die Vier-Gramm-Grenze allein auf den erlaubten Glucosegehalt. Der Restzucker in Form von Fructose darf den gesamten Zuckergehalt auf maximal 20 Gramm je Liter erhöhen.

Das Gute ist, dass bei Siegel-Weinen sowohl der Glucose- als auch der Fructoseanteil auf dem Rückenaufkleber verzeichnet ist.

Von Most und Oechsle

Aber damit nicht genug. In Deutschland wird das so genannte Mostgewicht als Grundlage für die unterschiedlichen Qualitätsstufen herangezogen. Das Mostgewicht steht für den Zuckergehalt des Traubensaftes, der dann zu Wein vergoren wird. Es gibt das Gewichtsverhältnis von einem Liter Most zu einem Liter Wasser an und wird in Oechsle gemessen. Oechsle wird mit Grad als Maßeinheit angegeben.

Das heißt: Ein Liter Most ist bei einer Temperatur von 20° C um acht Prozent schwerer als ein Liter Wasser. Oder anders gesagt: Der Liter Wasser wiegt genau 1000 Gramm, der Liter Most 1080 Gramm. Also hat der Wein 80 Grad Oechsle. In dem durch die Gärung entstandenen Wein werden dann ca. 80 Gramm reiner Alkohol enthalten sein. Was dann wegen einer Reduktion der Flüssigkeitsmenge letztendlich einem Alkoholgehalt von ca. 10 Prozent entspricht.

Von Kabinett bis Auslese

Genau dieses Mostgewicht wird herangezogen, um die deutschen Weine in Qualitätsklassen zu unterteilen. Grundsätzlich gibt es drei Gruppen:

1. Der Tafelwein ist der einfachste Wein, er braucht keine bestimmten Qualitätsmerkmale zu besitzen, also weder eine bestimmte Herkunft noch Rebsorte oder Lagenangabe aufzuweisen.

2. Der Qualitätswein bestimmter Anbaugebiete, auch QbA, ist die Kategorie, zu der die meisten deutschen Weine zählen. Er darf nur aus einem einzigen der insgesamt 13 festgelegten deutschen Anbaugebiete stammen und muss ein Mostgewicht von mindestens 60 Grad Oechsle aufweisen.

   Die Bezeichnung QbA darf ein Wein erst dann führen, wenn er entsprechend geprüft wurde, was durch die Angabe der Prüfnummer auf dem Etikett für den Verbraucher nachvollziehbar ist.

3. Die Spitze der deutschen Weinrangliste nimmt der so genannte Qualitätswein mit Prädikat (QmP)

ein. Für ihn gelten besonders strenge Vorschriften. So darf dem Prädikatswein vor der Gärung kein Zucker zugesetzt werden – für den Tafelwein und QbA hingegen ist das erlaubt. Ach ja, und 73 Grad Oechsle sind das Minimum.

Und Sie denken, das war's jetzt? Weit gefehlt. Denn den Prädikatswein teilt man wiederum in eine Reihe von Untergruppen auf, die sich in ihrem Mostgewicht unterscheiden. Es gilt die Faustregel: Je später geerntet, umso mehr Zucker, also auch umso mehr Oechsle.

Die folgenden Bezeichnungen sind gesetzlich festgelegt:

- *Kabinett:* mindestens 73, in kälteren Gegenden 70 Grad Oechsle,
- *Spätlese:* mindestens 85 Grad Oechsle,
- *Auslese:* mindestens 90 Grad Oechsle,
- *Beerenauslese:* mindestens 125 Grad Oechsle,
- *Trockenbeerenauslese:* 150 Grad Oechsle.

Der Eiswein ist eine Rarität der besonderen Art. Diese Weine sind aus Trauben hergestellt, die mindestens Beerenauslesequalität haben müssen. Sie dürfen nur in gefrorenem Zustand, das bedeutet bei einer Außentemperatur unter minus sieben Grad Celsius, geerntet, nein, Entschuldigung, natürlich *gelesen* werden. Das erlaubt, aus den Trauben das gefrorene Wasser abzuscheiden und das starke zucker- und aromahaltige Konzentrat auszupressen.

Wen wundert es da, wenn der Eiswein gutes Geld kostet und obendrein extrem süß ist? Aber soll ich Ihnen mal was verraten? Ich hab ihn probiert, und er schmeckt wirklich außergewöhnlich, interessant, ja, sogar irgendwie gut. Sagen wir mal so: Auch wenn man das Geld dazu hätte, betrinken kann man sich damit nicht. Aber ein Gläschen als Aperitif, das hat was!

Die Geheimsprache

oder: Vom Abgang bis zum Weinstein

Wenn es sich um das Thema Wein dreht, so kommt man um eines nicht herum: die Geheimsprache. Menschen, die vorgeben, sich in diesem Bereich auszukennen, oder es tatsächlich tun, bedienen sich einer Fülle doch recht blumiger Begriffe, um die Vorzüge, aber auch Defizite von vergorenem Traubensaft zu umreißen.

Wenn Sie mögen, überfliegen Sie doch einmal die nachfolgende Aufstellung; wer weiß, wann man's mal brauchen kann!

Abgang Nachgeschmack, den der Wein nach dem Schlucken auf der hinteren Zunge hinterlässt. Ein schöner, nachhaltiger Abgang ist etwas besonders Angenehmes.

anregend Wenn ein lebendiger, süffiger Wein leicht und spielerisch über die Zunge huscht und so zum

Weitertrinken anregt. Kann dann allerdings böse enden.

anreichern Enthält der Traubenmost zu wenig natürlichen Zucker, so wird vor der Gärung Zucker zugesetzt, um den Alkoholgehalt des entstehenden Weines zu erhöhen. Nur Prädikatsweine dürfen nicht angereichert werden.

ausgegoren Weine ohne Restzucker, schmecken logischerweise trocken und können bei höherem Säureanteil ziemlich bissig werden.

Ausbau Reifung des Weins in Holzfässern, Edelstahltanks oder anderen Behältnissen für die bessere Trinkreife.

blank Wein, der keinerlei Trübstoffe mehr enthält, also ganz klar ist. Der echte Kenner prüft den Wein, indem er ihn vor eine Kerze hält. Vor eine brennende selbstverständlich.

Blume (Bukett) Fachbegriff für den Duft des Weines. Der Geruch des Weins ist ein wichtiges Kriterium bei der Qualitätsbeurteilung. Deswegen trinkt man den Rotwein übrigens auch aus so unglaublich großen Gläsern. Damit die Blume sich richtig entfalten kann, macht man die Gläser nicht ganz voll. Übrigens auch nicht halb voll, sondern man füllt sie nur zu einem Drittel.

brandig Wenn der Wein streng alkoholisch schmeckt.

breit Wenn Sie jetzt einen Kalauer erwarten, dann haben Sie uns unterschätzt: Breit bedeutet nichts anderes, als dass bei einem Wein zu wenig Säure zu einem farblosen Geschmack führt. Punkt.

Degustation Weinverkostung, Weinprobe.

Dekantieren Umgießen von Wein aus einer Flasche in eine Karaffe. Besitzt man einen Dekantierer und weiß ihn auch zu benutzen, so bringt einen das wirklich ganz weit nach vorn. Sinn: Mehr Luft kommt an den Wein, er kann atmen, und der Weinstein, so harmlos er auch ist, verbleibt in der Flasche.

Depot (Weinstein) Auch Weinstein genannt. Ablagerung, meist bei hochwertigen Rotweinen, am Flaschenboden. Zeichen hoher Flaschenreife!

eckig So sagt man, wenn einzelne Geschmacksstoffe zu sehr hervortreten und den Wein unharmonisch erscheinen lassen.

erdig So schmeckt ein Wein, wenn er tanninreich ist, also über einen hohen Anteil von Gerbstoffen verfügt. Und das kommt nur bei welcher Sorte vor? Richtig, beim Roten (besonders beim Bordeaux).

herb Fachwort für Weine mit hohem Gerbstoffgehalt.

Korkgeschmack Kommt von einem schlechten, meist fauligen Korken. Ein irreparabler Schaden! Und unzweifelhaft ein Grund zur unmittelbaren Reklamation.

kratzig Weinfehler, bei dem der Wein in der Regel zu viel Schwefel enthält.

kurz Wein ohne nennenswerten Geschmacksnachhall, wird gerügt als »kurz im Abgang«.

lang Wein, der im Geschmack lange nachklingt. Das wird gelobt als »langer Abgang«.

leicht Wenn ein Wein über einen unterdurchschnittlichen Alkoholgehalt verfügt.

lüften Rotweinflaschen sollten möglichst 1–2 Stunden vor dem Einschenken entkorkt werden. Dadurch entfaltet er sein volles Bukett.

maderisiert Ausdruck für Weine, die ihren Höhepunkt überschritten haben, oxydiert sind und dabei einen unfrischen, süßlichen, oft an Maggikraut erinnernden Duft verströmen.

mineralisch Duft- und Geschmackseindruck bei Weinen.

Nase Im Weinjargon für Duft (Aroma oder Bukett).

rassig Lebendiger, kräftiger Wein mit fruchtiger, reifer Säure, der Begriff wird übrigens gern beim Riesling gebraucht

samtig ist ein Rotwein, wenn sein herber Touch durch Extrakt und den Alkoholgehalt überdeckt wird.

spritzig Wein mit einem spürbaren Rest von natürlicher Kohlensäure.

Weinstein Kristalline Ablagerungen, die gelegentlich auf dem Flaschenboden von Weißweinen zu finden sind. Dabei handelt es sich um Ablagerungen der Weinsäure, die sich im Jungwein, vor allem aber im Laufe des Alterungsprozesses bilden können. Kein Weinfehler, beeinträchtigt auch nicht den Geschmack. Bitte *niemals* im Restaurant einen Wein reklamieren, weil Ihnen, wenn eine Flasche zur Neige geht, Gries ins Glas rieselt. Das ist ein Gütezeichen des Weins und nicht eklig. Ihre Reklamation würde nur beweisen, wie wenig Ahnung Sie haben. Und das wäre peinlich!

Die richtige Temperatur

oder: Wie Sie vermeintliche Todsünden meiden

Ja, ja, der Wein und seine Trinktemperatur! Machen wir uns nichts vor: Wenn Ihnen eisgekühlter Bordeaux schmeckt – warum nicht? Wir leben schließlich in einem freien Land, und da kann ja bekanntlich jeder machen, was er will! Wenn Sie jedoch Ihren Chef respektive Ihre Chefin zum Essen eingeladen haben und sich ein wenig in den Vordergrund spielen wollen, indem Sie sich als Mensch von Welt darstellen, so sollten Ihnen Patzer besser nicht passieren. Und eisgekühlten Bordeaux zu servieren ist ein Riesenpatzer.

Also in Kürze: Vergessen Sie die Regel, Rotwein würde am besten mit der so genannten Zimmertemperatur getrunken. Denn in welchen Zimmern herrschen heutzutage noch die berühmten 18 Grad? Bitte beherzigen Sie einfach die 20-Minuten-Faustregel: Weißwein nimmt man 20 Minuten vor dem Öffnen aus dem Kühlschrank, Rotwein stellt man 20 Minuten vor dem Genuss hinein. Immer natürlich vorausgesetzt, dass der Rote sich vorher in einem Raum mit einer Zimmertemperatur befunden hat, die dem heute üblichen Durchschnitt entspricht, also ca. 20 bis 23 °C.

Wem das nicht reicht, hier ein paar Details:

- große, schwerere, reife Rotweine (Bordeaux und Konsorten): 18 °C,
- jüngere leichtere Rotweine (Beaujolais u. a.): 14–16 °C,
- schwere, halbtrockene und körperreiche Weißweine: 12–14 °C,
- trockenere und fruchtigere Weißweine und Rosés: 9–11 °C,
- süße Weine und Likörweine: 6–10 °C.

Der richtige Wein zum Essen
oder: Was für ein Thema!

Jetzt geht es um ein Thema, das komplizierter nicht sein könnte. Nicht umsonst lassen sich hierzu zahllose Bücher finden, Volkshochschulen bieten entsprechende Kurse an, und auch im TV muss man sich in jeder besseren Kochsendung wie selbstverständlich anhören, dass es eigentlich nur einen einzigen Wein gibt, der genau mit dem just produzierten Speisenangebot harmoniert. Eine Wissenschaft für sich? Oder vielleicht doch die neueste Kollektion von neuen Kleidern des Kaisers? Wie dem auch sei – wir fassen uns kurz.

Analog zur eben genannten 20-Minuten-Regel gibt's auch hier eine Faustregel: Zu Fisch und hellem Fleisch Weißwein, zu rotem Fleisch Rotwein. Und so gut und alt, wie diese Regel nun mal ist, so gern wird sie von Insidern naserümpfend als überholt abgetan. Ist sie aber nicht. Denn ein Haut-Medoc zum Spargel, das mag ja dem einen oder der anderen schmecken, passt aber nach der Mehrheitsmeinung nicht wirklich.

Und jetzt frage ich Sie: Sie bereiten ein Spargelgericht vor, zu dem nun unzweifelhaft ein fruchtiger Weißwein passt. Aber als Sättigungsbeilage haben Sie sich dummerweise für Rinderfilet entschieden. Was tun? Rosé geht immer, gilt aber deswegen in Kennerkreisen als Verlegenheitslösung eines unsicheren Menschen, der Angst davor hat, die falschen Entscheidungen zu treffen. Und das wird Ihr Chef gar nicht gerne sehen! Ein Hoch übrigens auf alle Vegetarier: Sie haben selbstverständlich die freie Auswahl. Das stimmt natürlich so auch wieder nicht, aber irgendwie dann auch wieder doch. (Also Sie merken schon: *Was* für ein Thema!) Ansonsten machen Sie doch einfach, was Sie wollen! Und wenn Sie meinen, Sie müssten wirklich genau wissen, ob zum Kasselerbraten ein Gewürztraminer oder doch besser ein kalifornischer Zinfandel gereicht werden sollte, dann fragen Sie doch einfach Ihren Weinhändler. Der weiß so etwas. Und hat das entsprechende Produkt auch meistens direkt in Reichweite.

Der deutsche Sektmarkt

oder: Feiern für den Nord-Ostsee-Kanal

Oh, gibt es etwas zu feiern?« Dieser Satz und nur dieser Satz ist die adäquate Reaktion, wenn man mit einer geöffneten Flasche oder schon einem gefüllten Sektglas konfrontiert wird. Jetzt möchten Sie zweifellos wissen, wieso das so ist – wieso Sekt in Deutschland so eine herausragende Rolle spielt, wenn es etwas zu begießen gibt. Ganz einfach: Der Kaiser ist schuld. Kaiser Wilhelm II., versteht sich. Wie man ja wahrscheinlich weiß, hat der Kaiser die Sektsteuer erfunden und so aus einem Luxusartikel einen noch etwas luxuriöseren Artikel gemacht. Und womit lassen sich besondere Festivitäten besser würdigen als mit einem Luxusartikel?

Zur Sektsteuer: Es stimmt natürlich nicht, dass sie von Wilhelm II. zum Ausbau seiner Kriegsflotte eingeführt wurde. Wahr hingegen ist, dass der Kaiser die Sektsteuer 1902 eingeführt hat, um den Kaiser-Wilhelm-Kanal (seit 1948 Nord-Ostsee-Kanal) zu bauen. Der Bau kostete 156 Millionen Goldmark, aufgebracht nicht zuletzt durch feiernde Deutsche. Und erst als der Kanal voll war, voll Wasser versteht sich, und es die Sektsteuer immer noch gab, entschloss sich der Kaiser, diese Einnahmen dann für den Ausbau der U-Boot-Flotte zu verwenden. Die Flotte ist mittlerweile – wie man weiß – zweimal versenkt worden, aber die Sektsteuer gibt es selbstverständlich immer noch. Aktuell kassiert der Staat 1,02 € pro Flasche und nimmt so die stolze Summe von nicht ganz einer halben Milliarde Euro pro Jahr ein. Noch. Denn bei den Österreichern, die selbstverständlich auch über eine Sektsteuer verfügen, ist die Abschaffung mittlerweile beschlossene Sache. Mal sehen, wie lange sich die deutschen Steuerstrategen die ewigen Sticheleien hinsichtlich des Kaisers neuer Flotte noch anhören werden.

Übrigens, die Deutschen sind weltweit ganz klar die Nummer eins beim Verzehr moussierender (also: perlender, in Bläschen schäumender) Weine. Man schätzt, dass jede dritte Flasche Sekt aus weltweiter Produktion in Deutschland verzehrt wird. Auf Europa heruntergebrochen ist es sogar jede Zweite.

Champagner und Prosecco

oder: Wo ist denn nun der Unterschied?

Machen wir es kurz: Champagner darf sich ein Schaumwein nur dann nennen, wenn er in dem französischen Gebiet mit dem Namen Champagne hergestellt wird. Punkt.

Der Prosecco, durch Bully Herbigs Traumschiff-Schwuchteln zu ungeahnter Popularität gelangt, ist eigentlich eine Traubensorte aus Norditalien, und

das entsprechende Getränk darf auch nur so heißen, wenn es in der Ursprungsregion Venetien hergestellt wird. Und jetzt kommt's: Prosecco genießt in
Deutschland einen ziemlich massiven Wettbewerbs-
vorteil. Denn Prosecco gilt als Perlwein und nicht
als Schaumwein. Und deswegen muss für Prosecco
keine Sekt- bzw. Schaumweinsteuer entrichtet werden. Denn es gilt folgende rechtliche Grundlage:
Die Schaumweinsteuer wird nur dann erhoben,
wenn der Innendruck der gefüllten Flasche über
drei Bar liegt. Und ob Sie's glauben oder nicht, die
Prosecco-Hersteller schaffen es tatsächlich, ihr Getränk mit einem durchschnittlichen Flaschen-In-
nendruck in Höhe von 1,5 bis 2,5 Bar zu versehen.
Konsequenz: Keine Sektsteuer, ein Euro pro Flasche
mehr Umsatz.

Die Herstellung

oder: Aus Wein mach Sekt

Grundsubstanz zur Herstellung von Sekt ist Wein,
und wie der hergestellt wird, das wissen wir ja
bereits. Der erste wesentliche Arbeitsschritt zur Sektproduktion ist die Auswahl und Zusammenstellung
unterschiedlicher Weine durch den Kellermeister. Die
Basis für den Sekt entsteht also, indem verschiedene

Weinsorten zu einer gelungenen Mischung (in der Fachsprache »Cuvée« genannt) kombiniert werden. Da auf dem deutschen Sektmarkt Markenprodukte dominieren, ist es die wichtigste Aufgabe des Kellermeisters, über die Jahre hinweg einen gleich bleibenden Charakter und eine unveränderte Qualität des Produkts zu garantieren.

Das Geheimnis der Sektproduktion ist die so genannte zweite Gärung. Nachdem die Cuvée zusammengestellt wurde, wird ihr eine so genannte Fülldosage zugegeben. Hierbei handelt es sich um eine Mischung aus Wein, gelöstem Kristallzucker und Hefe. Diese Fülldosage ist dafür verantwortlich, dass die Hefe aus dem Zucker erneut Alkohol und das Wesentliche am Sekt, namentlich die Kohlensäure, herstellt. Je nach Produktionsmodus wird die zweite Gärung entweder als traditionelle Flaschengärung oder als modernere Fassgärung durchgeführt.

Bei der einfacheren Fassgärung findet die Sektproduktion in einem großen Behälter statt, der selbstverständlich druckfest sein muss. Sonst würde ja die Kohlensäure entweichen, und die ist, wie gesagt, das Besondere am Sekt. Der Sekt wird dann wiederum unter dem Zusammenspiel von Druck und Gegendruck in die Flaschen gefüllt.

Bei der weit aufwändigeren Flaschengärung wird die Fülldosage in die Flasche gegeben – wie der Name eben schon sagt. Das sorgt dafür, dass durch die zweite Gärung erneut Alkohol und CO_2 produziert werden. Da die Flasche verschlossen ist, kann die Kohlensäure nicht entweichen. Die Flaschen werden mit der Öffnung nach unten in einem Regal gelagert, sodass sich der Hefesatz allmählich im Flaschenhals ablagert. Dieser Ablagerungsprozess wird durch regelmäßiges Rütteln der Flaschen unterstützt. Nach Beendigung der zweiten Gärung werden die Flaschen mit dem Hals nach unten in ein Eisbad getaucht. Der Hefesatz gefriert und wird als fester Pfropfen durch den Kohlensäuredruck nach dem Öffnen der aufrecht gestellten Flasche herausgeschleudert. Da der Zuckergehalt durch die Gärung weitestgehend verloren gegangen ist, wird dem nun ziemlich zuckerfreien Sekt die so genannte Versanddosage zugesetzt, die dann letztendlich über den Zuckergehalt des Endproduktes bestimmt.

Apropos Zuckergehalt: Da die im Sekt vorhandene Kohlensäure die Wirkung der Süße erheblich beeinträchtigt, gelten für dieses Getränk andere Bezeichnungen als beim Wein. Hier sind sie:

- *extra brut:* (0–6 g Zucker/l),
- *brut:* (0–15 g Zucker/l),
- *extra trocken:* (extra dry) 12–20 g Zucker/l,
- *trocken:* 17–35 g Zucker/l,
- *halbtrocken:* 33–50 g Zucker/l.

Ein paar Sektregeln

oder: Was man sonst noch wissen sollte

Nein, der silberne Löffel im Flaschenhals verhindert nicht, dass geöffneter Sekt verschalt. Aber das wissen Sie natürlich, wenn Sie regelmäßig die Hochglanz-Besserwisser-Sendungen im privaten TV verfolgen.

Nein, man trinkt den Sekt nicht aus Schalen, sondern aus Kelchen. Denn bei den Sektschalen, die irgendwann in den siebziger Jahren einmal modern waren, ist die Oberfläche viel zu groß, über die schließlich die Kohlensäure abgegeben wird. Sollten Sie natürlich so einen Zug drauf haben, dass Ihnen das egal sein kann, dann nehmen Sie doch Sektschalen!

Nein, man lässt den Korken *nicht* knallen. Das ist prollig, gibt meistens eine Sauerei, und der Sekt schmeckt nicht mehr, weil er so viel Kohlensäure verloren hat. Es sei denn natürlich, Sie möchten gerne prollig sein.

Oder Sie beherrschen die Kunst des Sabrierens und haben zufällig einen Säbel dabei. Das ist nämlich die Fachbezeichnung für die Öffnung einer Sektflasche unter Zuhilfenahme eines Säbels. Die Bezeichnung kommt vom französischen Wort »Sabre«, das nichts anderes als Schwert oder Säbel heißt. Das Sabrieren wurde angeblich zu Napoleon Bonapartes Zeiten von seinen Offizieren erfunden. Der Säbel wird mit hoher Geschwindigkeit von unten an den Flaschenkopf herangeführt. Er schlägt gegen den Glasring, an dem

die Agraffe (das ist das den Korken fixierende Draht-
geflecht) befestigt ist. Macht man es richtig, so bricht
dieser Teil des Flaschenhalses sauber ab, und der
herausspritzende Sekt (na ja, wenn man so eine Show
schon abzieht, dann sollte es eigentlich Champagner
sein) verhindert, dass Scherben in die Flasche fallen.
Viel Spaß beim Üben!

Von Piccolo bis Nebukadnezar
oder: Wie viel geht hinein?

In den Gameshows dieser Welt wird immer wieder
gern nach den Namen der unterschiedlich großen
Sektflaschen gefragt. Damit Sie auch in diesem
Bereich zukünftig Bescheid wissen – hier kommen
sie. Auch wenn sowohl Ihr Kühlschrank als auch Ihr
Portemonnaie spätestens dann überfordert sein dürften, wenn die biblischen Gestalten die Patenschaft
übernehmen.

- *$^1/_4$ Flasche:* Piccolo = 200 ml = 0,2 l,
- *$^1/_2$ Flasche:* Demi-bouteille = 375 ml = 0,375 l,
- *1 Standardflasche:* 750 ml = 0,75 l (ergibt etwa
  8 Gläser),
- *Magnum* = 1,5 l,
- *Jeroboam* = 3 l (war mal König von Israel, so zwischen 787 und 747 v. Chr.),

- *Rehoboam* = 4,5 l (war König von Juda, zwischen 926 und 910 v. Chr.),
- *Methusalem* = 6 l (biblischer Urvater mit sprichwörtlichem Alter),
- *Salmanazar* = 9 l (König von Assyrien, zwischen 858 und 824 v. Chr.),
- *Balthazar* = 12 l (Sohn Nabonids, verm. Mitregent in Babylon, geb. um 550 v. Chr.),
- *Nebukadnezar* = 15 l (König von Babylon, zwischen 605 und 562 v. Chr.).

Übrigens, eine Nebukadnezarflasche »Moët & Chandon Brut Imperial 15 Liter in der Holzkiste« kostet 949,– Euro (Stand heute). Und wenn Sie diesen Betrag übrig haben, denken Sie daran, auch jemanden einzuladen, der körperlich in der Lage ist, aus diesem Ding einzuschenken.

Teil 6
Getreideprodukte

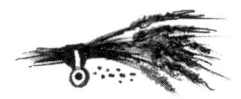

Das Bier

oder: Eine Liebeserklärung

Die aufmerksamen Leser unter Ihnen werden im Kapitel über den Wein vielleicht ein gewisses Quäntchen an Enthusiasmus vermisst haben. Und das mit gutem Grund: Hiermit oute ich mich als leidenschaftlicher Biertrinker.

Klar, ein Gläschen Wein, sagen wir mal zum Spargel, oder wenn partout nichts anderes verfügbar ist, ist natürlich nicht zu verachten. Aber Bier, da geht einfach nichts drüber. Und das nehme ich bierernst.

Aber trotz dieses Bekenntnisses werde ich versuchen, mich diesem herrlichen, diesem einzigartigen Getränk mit der gebotenen Zurückhaltung zu widmen.

Vom Acker in die Flasche

oder: Der Brauprozess

Die Herstellung von Bier ist im Vergleich zur Produktion von Wein eine ziemlich aufwändige Angelegenheit. Wir erinnern uns: Die Weintrauben werden gepflückt, zermatscht, Hefe dazu, ein bisschen abwarten, und im Prinzip ist der Wein schon fertig.

Nicht so beim Bier! Da gilt es schon, einige Arbeits-
schritte in eine vernünftige Reihenfolge zu bringen,
um ein entsprechendes Resultat zu erzielen. Und wie
das geht, erkläre ich Ihnen nun.

Die Gerste wird geerntet

Die Gerste, wesentlicher Bestandteil des Bieres, wird
in der Regel von einem Mähdrescher auf dem Feld
zusammengerafft und dem weiteren Verarbeitungs-
prozess zugeführt. Für das Brauen von Bier verwendet man die so genannte Sommergerste. Ihre Eigen-
schaften entsprechen einfach besser dem, was man
braucht: Sie beinhaltet mehr Stärke und weniger
Eiweiß als die Wintergerste.

Das Mälzen

Nach der Ernte wird die Gerste gereinigt und dann
mindestens sechs Wochen gelagert, bis sie ihre opti-
male Keimfähigkeit erreicht hat. Denn die Gerste an
sich verfügt über fast keinen Zucker, sondern ausschließlich über Stärke. Aber bevor der Brauprozess
beginnen kann, benötigt man Zucker. Den stellt man
her, indem man die Gerste zum Keimen bringt.
Durch die Zugabe von Wasser wird dieser Vorgang in
Gang gesetzt. Der Keimprozess selbst dauert ca. eine
Woche. Das am Ende dieses Prozesses vorliegende
Grünmalz muss nun getrocknet werden. Fachleute
sagen dazu »darren«.

Das Darren

Durch das Trocknen, also das Darren, wird der Keimprozess beendet und das Malz haltbar und somit auch transportabel gemacht. Denn in der Regel findet der Mälzprozess in einem Spezialbetrieb, der Mälzerei, statt.

Schon beim Darren wird die spätere Farbe des Bieres festgelegt. Wird bei relativ niedrigen Temperaturen zwischen 80 und 90 °C gedarrt, so entsteht ein helles Malz für helle Biere. Je höher die Temperatur angesetzt wird, umso dunkler wird das Malz. Und somit auch das Bier. Das ist übrigens das Geheimnis, warum es Guinness gibt: Für besonders dunkle Biere wird das Malz so heiß gedarrt, dass der Malzzucker karamellisiert.

Die Farbe des Bieres hat also absolut nichts mit dem Alkoholgehalt zu tun, sondern resultiert allein aus dem Röstungsgrad des Malzes.

Das Schroten und Maischen

Bevor der eigentliche Brauprozess beginnt, wird das Malz geschrotet, also zerkleinert. Dann wird dem Malz Wasser zugegeben und die ganze Brühe erhitzt, um durch das so genannte Maischen all die Inhaltsstoffe aus dem Malz zu lösen, die dann für den späteren Brauprozess gewünscht und benötigt werden.

Das Läutern

Im Anschluss an den Maischprozess wird die Würze, also das Zwischenprodukt, mit dem weitergearbeitet wird, vom so genannten Treber getrennt. Der Treber besteht aus den nicht mehr benötigten Feststoffen und wird gern als Futtermittel in der Viehzucht eingesetzt. Da ja der Gärungsprozess noch nicht stattgefunden hat, ist im Treber natürlich auch noch kein Alkohol enthalten.

Das Kochen der Würze

So. Allmählich nähern wir uns dem Endprodukt. Beim nächsten Arbeitsschritt geht es darum, dem Bier den gewünschten Bitterstoff beizugeben. Diese Aufgabe übernimmt der Hopfen, der nun ca. ein bis zwei Stunden in der Würze gekocht wird. Darüber hinaus werden bei diesem Kochprozess noch einige andere gewünschte Effekte erzielt, aber mit diesen hochkomplizierten chemischen Vorgängen verschone ich Sie lieber. Am Ende des Kochvorganges jedenfalls werden die Schwebestoffe, die sich jetzt noch in der Würze befinden (überwiegend Hopfenreste und Eiweiß-Gerbstoff-Verbindungen), abgeschieden.

Die Gärung

Nachdem die Würze abgekühlt ist, wird's ernst: Der Würze wird die Hefe zugesetzt, und die Produktion von Alkohol kann beginnen.

Am Ende des sieben bis zehn Tage dauernden Gärungsprozesses sinkt die Hefe auf den Boden des Tanks und kann so vom Jungbier getrennt und für die nächste Runde aufbereitet werden. Dieses junge Bier ist noch nicht wirklich zum Verzehr geeignet. Im

Lagerkeller findet dann über mehrere Monate die Nachgärung statt, wobei das Bier in den speziellen Behältern bei Überdruck lagert. In dieser Phase wird es mit Kohlensäure angereichert und durch allmähliches Absinken weiterer Schwebestoffe geklärt. Die Klärung ist mit einer Filterung des Bieres am Ende der Lagerung vollendet. Dann gelangt es endlich zur Abfüllung. Und dann sind wir dran.

Die Brauhefe

oder: Von obergärigem und untergärigem Bier

Worin liegt eigentlich der Unterschied zwischen obergärigem und untergärigem Bier? Ganz einfach: Es werden zwei unterschiedliche Hefetypen verwendet. Die obergärige Hefe schwimmt während des Brauvorgangs auf der Würze, die untergärige geht unter. Aber das ist natürlich noch nicht alles. Obergärige Hefe gärt bei Zimmertemperatur, untergärige Hefe hingegen nur in Sichtweite des Gefrierpunktes. Und deswegen konnte vor Erfindung der Kühltechnik untergäriges Bier nur im Winter gebraut werden. Aber das ist ja nun glücklicherweise Geschichte.

Wie wir im Kapitel über den Wein bereits gelernt haben, sterben die dort eingesetzten Hefezellen spätestens ab, wenn eine Alkoholkonzentration von ca.

14 bis 15 Prozent erreicht wird. Und warum hat Bier nur fünf bis sechs Prozent? – Ganz einfach: Die Bierhefe verträgt weniger als die, die für die Weinherstellung eingesetzt wird.

Am besten arbeitet die Hefe, wenn's schön warm ist; daher geht der Brauvorgang bei obergärigem Bier auch schneller. Dafür ist Obergäriges aber auch anfälliger für bakterielle Verunreinigungen und deswegen im Zweifel weniger gut haltbar. Untergäriges Bier bekommt durch die spezielle Hefe einen würzigeren, herberen Touch, obergäriges hingegen ist eher mild und süffig. Typische obergärige Biere sind Kölsch, Alt oder auch Weizenbier. Zur untergärigen Fraktion gehören Export, Bockbier, Lager und, das muss mal in aller Deutlichkeit gesagt werden, liebe Rheinländer, liebe Bayern, der Imperator unter den Biersorten, das Pils. Mit dieser Aufstellung trudeln wir quasi wie von selbst in das nächste Kapitel.

Deutsche Biersorten

oder: Von hellgelb bis pechschwarz

Das Pils

Immer wieder ist in letzter Zeit davon die Rede gewesen, den einen oder anderen Feiertag abzuschaffen. Ich hätte da einen Vorschlag für den Fall, dass mal ein neuer eingeführt werden soll: der 11. November. Gut, im Rheinland ist es bereits der höchste Feiertag des Jahres, aber das darf man natürlich auf keinen Fall ernst nehmen. An diesem Tag im Jahre des Herrn 1842 wurde in der böhmischen Stadt Pilsen zum ersten Mal ein Bier nach Pilsener Brauart ausgeschenkt. Der bayerische Braumeister Josef Groll war dorthin berufen worden, um einen Notstand der ganz besonderen Art zu kurieren. Man war dort nämlich nicht in der Lage, gescheites Bier zu brauen. Herr Groll brachte ein neues Rezept mit, und so begann ein enormer Siegeszug. Heute ist das Pilsener die beliebteste Biersorte Deutschlands. Und mit was? Mit Recht natürlich!

Vor allem beim Pils fällt einem immer wieder eine besondere Bezeichnung auf dem Etikett ins Auge: Premium. Das klingt nach edel, besonders, qualitativ hochwertig. Und man fragt sich: Wann darf sich ein Bier, im Speziellen ein Pils, eigentlich Premium nennen? Gibt es da einen Test, ein Gremium, eine Instanz, die dieses »Prädikat« vergibt? Dem ist nicht so. Premium darf sich ein Bier nennen, wenn es seinen Machern gefällt. Und das soll ja schon mal vorkommen. Dr. Leo König, ehemaliger Boss der gleichnamigen Brauerei, brachte es auf den Punkt. Aus seiner Sicht bedeutet Premium:

- Spitzenqualität,
- entsprechende Marktdurchdringung auf gehobenem Preisniveau,
- Beliebtheit beim Konsumenten,

- markenartikelmäßiges Auftreten,
- bundesweiter Absatz.

Aber dass nur Biere diese Bezeichnung führen, auf die dieser Steckbrief zutrifft, wird auf ewig sein Wunsch bleiben. Ach ja, eines noch, kennen Sie den: Ein gepflegtes (gezapftes) Pils braucht sieben Minuten!? Bitte glauben Sie diesen Blödsinn nicht: Drei sind allemal genug, glauben Sie mir, ich weiß, wovon ich rede. Nach sieben Minuten wird das Bier schal und warm und schmeckt nicht mehr. Weiß der Teufel, wer sich diese eigenartige Regel ausgedacht hat!

Weizenbier

Wann trug es sich eigentlich zu, dass Weizenbier auch auf der alpenfernen Seite des Weißwurst-Äquators zur Standardeinrichtung in nahezu allen Kneipen und Getränkecentern wurde? Seriöse Quellen behaupten, es war ein seit 1965 stetig andauernder Prozess. Ich hingegen berufe mich auf autobiografische Quellen und stelle hiermit fest, dass es die auslaufenden Achtziger und die beginnenden Neunziger waren, die die Weizenbierproduktion aufblühen ließen. Das scheint eine Zahl zu belegen: Im Jahre 1994 avancierte das Weizenbier in Bayern erstmalig zur ausstoßstärksten Biersorte.

Weißbier und Weißwurst – zwei Partner? Nun sagen wir mal so, zumindest passen sie im unmittelbaren Konsumvorgang ziemlich gut zusammen. Die Herleitung des Namens bei der Wurst ist einfach: Es ist – ganz klar – die Farbe. Beim Bier wird's da schon a bisserl komplizierter. Man weiß es nämlich nicht so genau! Es mag an der Farbe liegen, denn früher waren alle Weißbiere hell. Dann gibt es Quellen, die behaupten, das »Weiß« wäre eine auf bayerisch allmählich zernuschelte Version von Weizen, und wieder andere glauben, es liege am obergärigen Brauvorgang, bei dem die helle Hefe oben auf der Würze schwimmt. Suchen Sie sich eine Erklärung Ihrer Wahl aus. Nur eines bitte merken: In Bayern bestellt man Weißbier. Wenn Sie dort »ein Weizen« bestellen und Sie ein humorvoller oder auch bajuwarisch-chauvinistischer Kellner bedient, bekommen Sie einen Schnaps.

Stichwort Flasche: Hefeweizen gärt in der Flasche nach, zu diesem Zweck wird bei der Abfüllung ein wenig Hefe mit in die Flasche gegeben. Die Reste davon findet man in der Regel später im Glas als trübende Beimengung. Dann gibt es natürlich noch das Kristallweizen, dem (aus meiner natürlich völlig unmaßgeblichen Sicht) wiederum der typische Charme eines Hefeweizen fehlt. Und dann gibt's noch das dunkle Weizenbier, das auch ganz gut schmeckt.

Eines ist klar: Ein Weizenbier kann man ausschließlich aus den dafür vorgesehenen schlanken 0,5-l-Pokalgläsern trinken. Während man Pils gern auch aus der Flasche trinkt, ist dies bei Weizenbier nur in absoluten Notfällen überhaupt möglich. Noch was: Nein, keine Zitrone und erst recht kein Reiskorn gehört hinein. Das Weizenbier trinkt man so, wie es aus der Flasche kommt. Es sei denn, man mag so etwas:

Vor allem in Bayern kennt man zwei Mischformen, deren Bezeichnungen für den überkritischen und/oder politisch korrekten Menschen gern mal Diskussionsstoff liefern. Da hätten wir zum einen den »Russen«, bei dem in das Weizenbier ein Schuss Zitronenlimonade gegeben wird. Woher der Name kommt? – Wir wissen es nicht. Und dann kann man in Bayern auch noch ein Weizenbier mit Colabeimengung bestellen. Wenn Sie das auf die landestypische Art tun wollen, müssen Sie nun sehr tapfer sein und ein dickes Fell haben. Denn dieses Getränk nennt man gemeinhin, es tut mir Leid, ich kann nichts dafür, »Neger«. Aber wenn Sie ein Weizenbier mit einem Schuss Cola bestellen, wird man Sie sicher auch verstehen. Und zum Schluss habe ich noch eine etwas bizarre Rezeptur für Sie, die in den vergangenen Jahren zu erstaunlicher Popularität heranreifte: das Bananen-Weizen. Da wird dem Bier – wie der Name schon erahnen lässt – Bananensaft beigemischt. Hab ich mal probiert, aber muss ich nicht unbedingt haben. Es schmeckt freilich nicht ganz so eigenartig, wie es sich anhört.

Damit das Weizenbier hier gegenüber dem Pils nicht noch mehr Raum einnimmt, verlegen wir einige Geschichten in das Kapitel rund ums Reinheitsgebot. Aber fertig sind wir damit noch nicht.

Das Kölsch

Wenn man den Kölnern glauben darf (und jeder sollte selbst entscheiden, ob er es tun möchte), so existiert ein kombiniertes Non plus ultra der guten Laune, ein Triumvirat, bei dem die einzelnen Komponenten mindestens in der fünften Jahreszeit kaum voneinander zu trennen sind: Kölsch, Karneval und de Höhner.

Mit einem nahezu unfassbaren Selbstvertrauen tritt dieses rheinische Volk an und tut so, als wäre ihr Bier die Endstufe der Braukunst. Aber warum kann man es eigentlich, sobald man sich auch nur einige Kilometer von der Stadtgrenze entfernt (von einigen sympathisierenden Satellitengemeinden einmal abgesehen), nirgendwo sonst kaufen? Und wenn es doch angeboten wird, dann ist es meistens in der Kuriositätenecke neben hawaiianischem und taiwanesischem Bier einsortiert.

Alles Wissenswerte zum Kölsch: Es wird in kleinen Gläschen serviert, die die Kölner stolz »Stangen« nennen, die aber viel mehr Ähnlichkeiten mit Reagenzgläsern haben (ja, ja, ein alter und somit unorigineller Gag, aber er trifft trotzdem zu). Man trinkt die Gläser, klein wie sie sind, problemlos in einem Zug aus. Gut, dass die zapfende Zunft in Köln fürs Abfüllen weniger Zeit benötigt als ein geübter Trinker zum Leeren des Glases. Ich hab's probiert, und was soll ich sagen: Man kann es trinken, aber wenn nicht, ist's auch nicht schlimm. Irgendwie ist es egal. Aber wir gönnen es den Kölnern, wenn's ihnen doch so viel bedeutet!

Altbier

Die Kölner und Düsseldorfer sind sich nicht grün, wie es eben oft mit Nachbarn so ist. Der (manchmal vorgeschobene?) Grund: am 5. Juni 1288 fand die so genannte Schlacht um Worringen statt (Düsseldorf und Köln standen auf verschiedenen Seiten, und Köln unterlag den vereinigten Heeren seiner Gegner), und seitdem mag man einander gar nicht mehr. Das mag – manchmal wahrscheinlich auch zu Recht – für den Außenstehenden albern wirken, aber Nachbarschaftsrivalitäten müssen etwas Betörendes haben. Fragen Sie mal die Gelsenkirchener und Dortmunder, die brauchen dafür noch nicht mal eine historische Schlacht!

Falls Sie die Gefahr lieben und das Risiko nicht scheuen, begeben Sie sich doch mal nach Düsseldorf in die Altstadt, suchen eine Kultkneipe wie den »Uerigen« auf und bestellen dort ein Kölsch! Dann geht nämlich die Post ab!

Denn um die Rivalitäten auch auf den Getränkemarkt ausdehnen zu können, hat der Düsseldorfer sein eigenes Bier erfunden, das Altbier. Zum Namen: Spätestens seit einem einschlägigen Werbespot weiß man, dass es *nicht* wegen seiner Qualität so heißt, sondern natürlich, weil es auf althergebrachte Weise produziert wird. Eine Frage muss erlaubt sein: Würde es heute erfunden, würden die Marketingstrategen unserer Zeit diesen Namen wieder wählen? Nur schwer vorstellbar. Oder weil er so schön bizarr ist, vielleicht erst recht! Na ja, sei's drum.

Eines muss man den Düsseldorfern auf jeden Fall lassen. Sie haben es geschafft, ein ziemlich unverwechselbares Bier zu brauen. Und da aus einem Konglomerat unterschiedlicher Gründe diese Zeilen sicher kein eingefleischter Kölner mehr lesen wird, hier mein Gruß an die Düsseldorfer: Hut ab, auch wenn's beim Fußball gerade nicht so rosig aussieht, wenigstens in Punkto Einzigartigkeit und Wiedererkennungswert beim Bier lassen Sie (meiner völlig unmaßgeblichen Meinung nach) die Nachbarn aus dem Süden um Längen hinter sich.

Wir kommen zu den Mischformen: Was ist eigentlich ein Krefelder? Wenn Sie so etwas bestellen, bekommen Sie je nachdem, wo Sie sich befinden, in Ihr Alt Malzbier oder Cola hinein. Wenn es Ihnen egal ist, lassen Sie sich überraschen. Wenn Sie auf Cola bestehen, bestellen Sie doch einfach einen Aco. Alt-Cola, Sie verstehen. Und wieder eine private Anmerkung: Ich kriege beides nicht runter, aber wem es gefällt … ist ja, wie gesagt, ein freies Land, in dem wir leben …

Bockbier

Anekdote gefällig? Als ich bei der Bundeswehr zum ersten Mal Bockbier … und dann am nächsten Tag … ach, lassen wir das. Zur Sache: Bockbier ist stark, schmeckt ziemlich süßlich-malzig-würzig und hat es verflixt in sich. Einbeck, das Mekka der Bockbiertrinker, hat gleich eine Summe sich selbst potenzierender Bezeichnungen im Programm. Mai-Ur-Bock, sozusagen die Quersumme aller Bockbiere, ist so ziemlich das Gehaltvollste, was der deutsche Biermarkt zu bieten hat. Und folgende Geschichte soll den Namen aufgeworfen haben: Im Jahre 1612 wurde der beste Einbecker Braumeister vom soeben eröffneten Münchner Hofbräuhaus abgeworben. Und er brachte das »Einbecker« mit, aus dem dann »Einbecksche« wurde, weil die Bayern es ja bekanntlich nicht so mit dem Hochdeutschen haben, laut Internet »Oan Pockisch«, dann »Oan Pock« und schließlich blieb Bock übrig. Also wie gesagt: Aufpassen beim Trinken!

Export

Das gute alte Export! Ein Begriff aus einer anderen Zeit, um nicht zu sagen aus einer anderen Welt! Das verbindet man mit den Sechzigern, mit Schwarz-Weiß, mit Arbeitern, mit … na ja, mit unchic eben! Wird alternativ, aber auch nicht viel peppiger als Gold oder Helles bezeichnet. Und leider, leider fällt einem auch noch spontan die Stadt Dortmund ein, deren einstmals enormer Ruf als Bierstadt Deutschlands ungefähr in gleichem Maße Schaden genommen hat wie der Begriff »Export« an Bedeutung verlor. Ersparen Sie mir bitte als liebendes Kind des Ruhrgebiets eine durch Zahlen untermauerte Detailbeschreibung des Niedergangs Dortmunds in Sachen Bierproduktion. Fakt ist: Diese schöne Stadt am Rande Westfalens muss sich nun ein neues Image suchen. Zurück zum Export. Wo der Name herkommt? Ja, Sie vermuten richtig: Exportbier war länger haltbar und wurde höher konzentriert, um die Lager- und Transportkosten zu reduzieren, wodurch es besser exportiert werden konnte. Es war leichter möglich, den »Extrakt« zu transportieren und dann am Zielort durch Wasser aufzufüllen. Gibt's eigentlich heute noch eine Brauerei, die Export verkauft? Wohl nur am Rande, denn mittlerweile ist durch die oft gepriesene Anglisierung unserer Sprache etwas Bemerkenswertes passiert. Und das erzähle ich Ihnen nun.

Das Lager

Früher wurden alle untergärigen Biere, die, wie wir ja schon gelernt haben, länger haltbar waren, Lager genannt. Genau, weil sie *gelagert* wurden, in einem *Lager*. Und dann ist etwas Lustiges passiert. In Deutschland hat man zugunsten der Bezeichnung Export zunehmend auf das Wort »Lager« verzichtet. Wohl weil Export sich irgendwann in den Fünfzigern, als wir allmählich wieder wer waren, so modern nach Wirtschaft und Internationalität angehört hat.

Bis, ja bis dieses Wort im englischsprachigen Raum plötzlich zunehmend an Bedeutung gewann. Heineken, eine der weltweit erfolgreichsten Biermarken, hieß plötzlich Lager, und Foster's aus Australien auch, Tuborg und Carlsberg aus Dänemark waren plötzlich Lager, Anheuser Bush stellte Lager her und so weiter und so fort. Und siehe da: Auf einmal wurde das Wort auch in Deutschland wieder cool, und nun haben auch wir wieder Lager. Binding, Becks und Co. haben die Zeichen der Zeit erkannt und diese nun echt hippe Bezeichnung flugs reanimiert. Besonders lustig wird es, wenn heutzutage Sprecher in Werbespots oder auch ganz normale Menschen versuchen, dieses Wort mit angloamerikanischem Unterklang auszusprechen. Aber so sind sie eben, die Deutschen. Andere gibt es nicht.

Was gibt's zum Lager zu sagen? Zuallererst: Es ist kein Pils, und so schmeckt es auch. Unauffällig, und es glänzt durch die Abwesenheit jeglichen Wiedererkennungswerts. Sag nicht nur ich, sagen viele. Gut, nehmen wir mal an, Sie sind jetzt im Urlaub, sagen wir mal auf Bali. Und wenn es da Heineken gibt, dann weiß man wenigstens ungefähr, worauf man sich einlässt, oder? Und zum Matjesbrötchen in Holland am Strand passt es auch wie die Faust aufs Auge. Aber wenn man wieder zu Hause ist … na ja, Sie kennen ja meine Vorlieben.

Die Weiße

Die Weiße stammt aus Berlin. Und wen wundert es da, dass man gemeinhin von der Berliner Weiße spricht? Tatsächlich handelt es sich hier – erinnern Sie sich bitte an das Weißbier – ebenfalls um ein Weizenbräu, allerdings in einer eher leichteren Version. Ein Alkoholgehalt unter drei Prozent ist die Regel. Und als wenn das nicht reichen würde, kippt man in dieses Bier gern Sirups unterschiedlicher Couleur hinein. Himbeere, Waldmeister, neuerdings auch Pfirsich-Maracuja oder Schwarze Johannisbeere – alles ist erlaubt. Heraus kommt ein erfrischendes Getränk, das man doch irgendwie automatisch mit

Sommer und draußen assoziiert. Eine spezielle Hefe sorgt für einen erhöhten Milchsäure-Anteil im Bier, dadurch wirkt es noch erfrischender.

Das Reinheitsgebot

oder: Nur Gutes verdient den Namen Bier

Das gute alte Reinheitsgebot. Glaubt man einschlägigen Quellen, so stellt es die älteste gültige Lebensmittelverordnung der Welt dar. Und, jetzt mal Hand aufs Herz, welches andere Land der Welt käme für einen solchen Rekord in Frage? Übrigens, sagte ich gültig? Und schon wird's kompliziert. Denn im Jahre 1987 kippte der Europäische Gerichtshof diese Vorschrift, da sie aus Brüsseler Sicht ein Handelshemmnis für ausländische Biere auf dem deutschen Markt darstellte. Nun gilt es zwar noch, das Gebot, aber ausschließlich für in Deutschland und für den deutschen Markt hergestelltes Bier. Verordnet hat es Wilhelm IV., Herzog in Bayern, im Jahr 1516, und es besagt, »dass forthin allenthalben in unseren Städten, Märkten und auf dem Lande zu keinem Bier mehr Stücke als allein Gersten, Hopfen und Wasser verwendet und gebraucht werden sollen.«
Wilhelm wollte sein Volk vor unerwünschten Nebenwirkungen schützen. Denn vor der Einführung dieser

Norm war es Usus, alle möglichen natürlichen und semi-natürlichen Stoffe ins Bier hineinzupanschen. Neben Fliegenpilz, Baumrinde, Holzkohle und ähnlichen Produkten war das Bilsenkraut eine sehr beliebte Zugabe beim Brauprozess. Dieses sowohl narkotisierend wie auch halluzinogen wirkende Kraut spielte vor 1516 wohl eine besondere Rolle bei der Bierproduktion, um das Getränk noch um das gewisse Etwas anzureichern. Besonders schlaue oder besonders kreative Menschen glauben, dass die Benennung des Pilseners indirekt auf dieses Kraut zurückgeht, da der Name der Stadt Pilsen sich so herrlich daraus ableiten lässt. Wer mag, darf das gern anzweifeln.

Außerdem wollte Wilhelm IV. verhindern, dass die anderen Getreidesorten Weizen und Roggen, die besser zur Nahrungsproduktion geeignet waren, unkontrolliert verbrau(ch)t würden. Denn wenn diese nicht mehr als Nahrungsmittel zur Verfügung standen, so drohten Hungersnöte. Wie dem auch sei, ob ein Grund oder beide ausschlaggebend waren, vernünftig war dieses Gebot allemal. Es gehört mittlerweile unumstritten zu einem der höchsten Kulturgüter der deutschen Nation.

Übrigens (I): Hefe taucht im Reinheitsgebot nur deswegen nicht auf, weil sie nicht zum Bestandteil des Bieres wurde, sondern nach dem Brauprozess wieder entfernt und erneut verwendet wurde. Es stimmt nicht, dass man die Hefe damals nicht kannte. Man kannte zwar den Stoff, wusste aber nicht genau, was es damit auf sich hat.

Übrigens (II): Natürlich gab es früher auch schon Weizenbier. Aber das Weizenbier durfte nur aufgrund einer teuer zu bezahlenden Ausnahmeregel gebraut werden. Wurde Weizen knapp, konnte so schnell reagiert werden.

Übrigens (III): In der Neuzeit konnte natürlich neben Gerste auch Roggen oder Weizen verwendet werden, aktuellere Vorschriften ersetzten das Wort Gerste durch Malz. Und Malz ist ja nicht nur aus Gerste herstellbar.

Unser Bierlexikon

oder: Was dem Wein recht sein soll,
ist dem Bier natürlich billig

Zahlreiche Begriffe kursieren, und wir würden uns an diesem Werk versündigen, wenn wir Ihnen die nachfolgende Übersicht vorenthielten.

Ale Englischer Bier-Standard. Wird mit obergäriger Hefe gebraut und in zahllosen Varianten hergestellt. Das englische Bier genießt in unseren Breitengraden nicht gerade den besten Ruf, wohl auch, weil auf der Insel die Ausschanktemperatur dramatisch über der hier gewohnten liegt.

Alkoholfreies Bier Nach dem enormen Erfolg vom Pionier-Bier »Clausthaler« hat nun fast jede Premiummarke eine »bleifreie« (umgangssprachlich leidlich scherzhaft für alkoholfrei) Variante im Angebot.

Während des Brauprozesses wird diesem Bier der Alkohol fast vollständig entzogen. Es darf noch bis zu 0,5 % Restalkohol enthalten, aber das dürfen Fruchtsaft und Kefir auch. Wer die o. a. Promille-berechnungen adaptiert hat, weiß, dass es nach menschlichem Ermessen unmöglich ist, sich mit alkoholfreiem Bier fahruntüchtig zu trinken.

Alsterwasser Siehe auch Radler. Mix aus Bier und Zitronenlimonade (in Frankreich und angrenzen-den Gebieten auch Panaché), tatsächlich benannt nach dem Hamburger Binnengewässer. Warum, weiß wohl keiner so genau.

Übrigens: Ab und an, z. B. in Westdeutschland, wird unter Radler Bier mit Zitronenlimonade ver-standen und unter Alsterwasser Bier mit Fanta.

Bierhefe Ist ja so was von gesund! Wird überall als Allheilmittel angepriesen. Vitamine, Mineralstoffe und Spurenelemente – alles drin. Und deswegen verkaufen sich Präparate auch sehr gut, von denen vor allem die Haut profitieren soll.

Wenn Sie die Hefe lieber im Originalzustand an-statt in künstlich hergestellten Präparaten zu sich nehmen möchten: Denken Sie dran, in klarem Bier ist sie rausgefiltert, im Hefeweizen ist sie noch drin.

Biershampoo Als Hausmittel wird Bier schon seit ewigen Zeiten für die Haarpflege eingesetzt. Und bevor es Gel, Wachs und Schaumfestiger gab, konnte man damit die Haare nicht nur pflegen, sondern auch wunderbar in Form bringen. Und dieser Duft …

Biersorten Sind vom Gesetzgeber nach ihrem Stammwürzegehalt wie folgt festlegt:

- Einfachbier 2–5,5 %,
- Schankbier 7–8 %,
- Vollbier 11–14 %,
- Starkbier 16 % und mehr.

Was der Gesetzgeber damit zu tun hat? Na klar, die Steuer! Nach dem Stammwürzegehalt wird nämlich die Biersteuer bemessen.

Biersteuer Die Biersteuer muss übrigens jeder bezahlen, der Bier herstellt. Also auch wenn Sie zu Hause zu den Hobbybrauern gehören, müssen Sie diese Steuer abführen. Hier die Tarife pro Liter:

- Vollbier: 8,7 Cent,
- Starkbier 12,6 Cent,
- Weizenbier 10,2 Cent.

Bitter Gilt als beliebtestes Bier in England, ist stark gehopft und deswegen ziemlich bitter. Daher auch der Name.

Black & Tan Britischer Mix aus ziemlich dunklem Bier und ziemlich hellem. Wird in Irish Pubs gern mal mit Guiness angerichtet.

Black Velvet In einem Sektkelch wird starkes, dunkles Bier mit Sekt vereint.

Dinkel Ein ganz besonderes Bier, das entsprechend seinem Namen anstatt mit Gerste oder Weizen aus Dinkelmalz hergestellt wird.

Eisbier Kommt ursprünglich aus Kanada. Das Bier wird bis auf −4° C heruntergekühlt. Das auskristallisierte Wasser oder auch Eis wird vorsichtig ausgefiltert, mit ihm werden Bitter- und Gerbstoffe entfernt. Macht insgesamt ein ziemlich mildes, böse Zungen würden sagen labberiges Bier.

Festbier Festbiere werden zu bestimmten Anlässen, meistens natürlich Festen, gebraut. Größtes fachbezogenes Event: eindeutig das Münchner Oktoberfest. Die örtlichen Brauereien überbieten sich dann geradezu mit ihren Festbieren. Eines haben sie alle gemeinsam: Mehr Wirkung. Und das ausgerechnet für ein Fest, dessen erklärtes Ziel der fortgesetzte Biergenuss ist.

Fruchtbier Wenn die Würze gekocht wird, kommen einfach ein paar Früchte mit in den Bottich. Gibt dem Bier eine besonders fruchtige Note. Es wird aber nicht so süß wie andere Biermixgetränke, weil der Zucker der Früchte mit vergoren wird. Ist besonders im frankophonen Raum beliebt.

Gambrinus Es war einmal ein Herzog. Der hieß Johann I. Er lebte von 1250 bis 1294 und war Herrscher von Brabant und Flandern. Johann I. hieß latinisiert Jan Primus, und davon leitet sich wiederum der Name Gambrinus ab.

Dass er der Erfinder des Bieres war, ist natürlich Quatsch. Schutzherr der Brauer in Belgien war er auch nicht. Irgendwie scheint er nichts mit dem Bier zu tun zu haben. Da wir aber alle eine historische Figur brauchen, bei der wir uns in schwachen

Momenten bedanken können, wurde – so scheint es – einfach einer ausgeguckt, und er sollte es dann wohl sein. Zahllose Kneipen und Brauereien haben diesen schicken Namen aufgegriffen – also belassen wir's doch einfach dabei.

Auf jeden Fall hängt im Brauereimuseum in München ein Bild vom »Bierkönig Gambrinus«, versehen mit einem Vers: Im Leben ward ich Gambrinus genannt, König zu Flandern und Brabant. Ich hab aus Gersten Malz gemacht und Bierbrauen zuerst erdacht. Drum können die Brauer sagen, dass sie einen König zum Meister haben.

Guinness Ein mächtig dunkles, mächtig malziges und auch ansonsten ziemlich gehaltvolles Bier. Stammt aus Irland und ist weltberühmt. Und Sie fragen sich wahrscheinlich (wenn Sie die Antwort nicht schon kennen), ob dieses Bier irgendetwas mit dem vielleicht noch berühmteren Guinness-Buch der Rekorde zu tun hat. Hat es. Der Geschäftsführer der Guinness-Brauerei hatte die Idee, den Bierkonsum in den Pubs anzuregen, indem er den wettverrückten Iren und sonstigen nordeuropäischen Inselbewohnern ein Sammelwerk zur Verfügung stellt, in dem sämtliche sinnvollen und weniger sinnvollen Rekorde dieser Welt verzeichnet sind. Gute Idee, denn glaubt man einem einschlägigen Eintrag in diesem Werk, so handelt es sich bei dem Guinness-Buch der Rekorde um das weltweit am häufigsten verkaufte Buch, das noch unter dem Copyright der jeweiligen Autoren steht.

Hopfen Homulus lupulus, der Hopfen, gehört zu den Nesselpflanzen. Die Pflanzen ranken an Gerüsten bis zu 7 m hoch. Für das Bierbrauen werden nur die Fruchtzapfen der jungfräulichen weiblichen Pflanzen verwendet, denn sie enthalten die wichtigen Bitter- und Aromastoffe. Je nach gewünschter Geschmacksnote werden je Liter 1–6 g Hopfen zugeführt.

Ist übrigens nicht nur für den Geschmack, sondern auch für die Optik zuständig. Für die Schaumkrone zeichnet der Hopfen ebenfalls verantwortlich.

Jean Bière Ein Biermixgetränk aus Frankreich. Man nehme ein Glas Bier und kippe einfach 2 cl Cognac hinein.

Lambic Belgisches Bier ähnlich dem Ale. Die Würze, also der gekochte Sud, wird der Luft ausgesetzt. Die frei in der Luft schwebenden wilden Hefepilze setzen sich auf dem Sud ab und beginnen, sozusagen freiwillig, ihre Arbeit. Hat logischerweise nur sehr wenig Kohlensäure, weil die Gärbottiche ja nicht geschlossen sind.

Märzen Jetzt lernen Sie etwas ganz, ganz Wichtiges. Warum findet eigentlich das Oktoberfest schon im September statt? Keine Angst, wir sind nicht in der Zeile verrutscht! Denn die einfache Antwort lautet: Märzen.

Dieses besondere Bier, traditionell auf dem berühmten Münchner Fest ausgeschenkt, wird mit untergäriger Hefe gebraut. Das funktionierte vor der Erfindung der Kühltechnik bekanntlicherweise nur, wenn's draußen kalt ist. Deswegen konnte Märzen nur spätestens im März gebraut werden. Da es aber nur maximal sechs Monate haltbar war, musste das Oktoberfest schon im September gefeiert werden.

Was natürlich immer noch nicht erklärt, warum zum Henker die Münchner Riesenparty dann Oktoberfest heißt! Grund: Ursprünglich wurde es natürlich im Oktober gefeiert, aber wegen Märzen und Wetter dann vorverlegt. Und die frühen Stammväter der Corporate Communication taten das, was man heute auch tun würde: Der mittlerweile etablierte Name wurde beibehalten.

Maß Heutzutage entspricht das einem Volumen von einem Liter. Früher, besonders in Klöstern, schwankte die Maß zwischen ein und zwei Litern. Als wenn einer nicht schon genug wäre!

Münchner Ist ein dunkelbraunes Lagerbier, ein ursprünglich in München entwickelter Biertyp. Wird auch als Dunkles oder Dunkel bezeichnet.

Pasteur, Louis (1822–1895) Der französische Chemiker und Bakteriologe fand heraus, dass bei der Gärung winzige, einzellige Organismen beteiligt sind, die uns bereits bekannten Hefen aus der Gattung der Sporenpilze.

Und er fand noch etwas sehr Nützliches heraus: Dass nämlich Lebensmittel durch Erhitzen, das dann auch ihm zu Ehren »Pasteurisieren« genannt wurde, haltbarer werden. Dieses Wissen kommt natürlich auch dem Bier zugute.

Pilsator Erinnern Sie sich noch an das Weinlexikon? Und an den Begriff Huxelrebe, den wir eigentlich nur aufgenommen haben, weil er so lustig klingt? Hier sein Pendant beim Bier. Die Biermarke Pilsator stammt aus dem Broiler-Land DDR und sollte eigentlich nicht aussterben, das hat was!

Porter Ein ursprünglich obergäriges, tiefbraunes, stark gehopftes englisches Bier, wird aus gerösteter, unvermälzter Gerste gebraut. Stammt aus London und wurde dort von den hart arbeitenden Hafenarbeitern (ja, Hafen = port, Hafenarbeiter = porter) getrunken. Stärker als Ale, leichter als Stout. Heute wird Porter, allerdings untergärig, in vielen Ländern produziert. Bei Zimmertemperatur trinken.

Radler Biermischgetränk, süddeutsches Gegenstück zum Alsterwasser. Aber im Gegensatz dazu gibt es hier eine richtige Geschichte, wie es zu dem Namen kam. Und die geht so:
An einem schönen Sonntag im Juni anno 1922 sah sich der Wirt einer Ausflugsgaststätte vor den Toren Münchens einem großen Ansturm einkehrender Radfahrer ausgesetzt, die einen neu gebauten Radweg nach Herzenslust frequentierten, an dem seine Kneipe lag. Seine Biervorräte drohten zur Neige zu gehen. In einer Verzweiflungstat streckte er das Bier für die durstigen Radler mit Zitronenlimonade, die wohl pur nicht so ausgiebig nachgefragt wurde. Es kam gut an, die Radler konnten nach dem Genuss besser nach Hause radeln, und ein neues Getränk war geboren.

Schwarzbier Wurde im Zuge der Wiedervereinigung im ehemaligen Westdeutschland durch die ostdeutsche Marke Köstritzer ziemlich populär. Das Malz ist sehr stark geröstet, daher die dunkle Farbe und der echt malzige Geschmack

Stammwürze Damit ist der Zuckergehalt der Würze vor der Vergärung gemeint. Hat daher nur indirekt mit dem Alkoholgehalt zu tun und sollte damit nicht verwechselt werden. Die Stammwürze schwankt bei Bieren zwischen 6 % und 25 %. Während des Gärungsprozesses bilden sich aus der Stammwürze $1/3$ Alkohol, $1/3$ Kohlensäure und $1/3$ Restextrakte und Wärme.

Rekordhalter ist das Kulmbacher EKU 28: Aus 28 % Stammwürze werden immerhin 9 % Alkoholgehalt.

Stout Sehr dunkles obergäriges Bier. Hat im Geschmack einen deutlichen Röstcharakter, manchmal mit einer Schokoladen- oder Karamellnote. Eines kennt jeder Biertrinker: Das weltberühmte Guinness.

Tawarisch Jetzt raten Sie mal, welche Zutat dem Namen nach in diesen Biermix reingehört. Richtig: Wodka. Man nehme 1 EL Zitronensaft und 4 cl Wodka, schütte es in ein Bierglas und fülle es mit Starkbier auf.

Temperatur Die richtige gehört zum obersten Gebot bei der Bierlagerung und beim Bierausschank. Ein gutes Bier sollte bei 4° C gelagert werden.

Zur Trinktemperatur kann man generell sagen:

Zwischen 6° C und 8° C macht man selten etwas verkehrt. Weizenbier darf ruhig ein Grad kälter sein, dunkles Bier ruhig ein Grad wärmer.

Ein Gruß an alle Nichtbiertrinker, die ab und an Biertrinker zu Gast haben: Bitte *rechtzeitig* genügend Flaschen in den Kühlschrank räumen. Denn nichts schmeckt schrecklicher als warmes Bier.

Vitamine Sind im Bier reichlich vorhanden. Vor allem sieben Vitamine aus der Vitamin B-Gruppe sind stark vertreten. Nachfolgend ein Beispiel für den durchschnittlichen Vitamingehalt in 1 l Vollbier: Ca. 0,04 mg Vitamin B1, 0,3 bis 0,4 mg Vitamin B2, 0,47 bis 0,82 mg Vitamin B6, 0,05 mg Biotin, 6,3 bis 8,8 mg Nikotinsäure, 0,8 mg Folsäure und 0,9 bis 1,1 mg Pantothensäure. – Auf die Gesundheit!

Weihenstephan Älteste bayrische Braustätte, ursprünglich »nur« ein Kloster, vermutlich bereits im 8. Jahrhundert n. Chr. gegründet (erste urkundliche Bestätigung aus dem Jahre 1040) auf einem Hügel der Stadt Freising. Heute findet man dort u. a. eine ziemlich angesehene Fachhochschule, an der man selbstverständlich auch das Bierbrauen lernen kann.

Teil 7
Harte Sachen

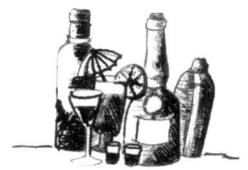

Die Destillation

oder: Die Konzentration aufs Wesentliche

Bevor wir uns nun mit den hochprozentigen Spirituosen auseinander setzen, blicken wir erst einmal zurück: Die Alkoholproduktion durch die Gärung endet automatisch je nach verwendetem Hefepilz, das ist bei Bier bei einem Alkoholgehalt von ungefähr fünf bis sechs Volumenprozent, bei Wein bei einem Alkoholgehalt von ungefähr 14 bis 15 Volumenprozent. Dann sterben die Hefepilze tragischerweise an dem Stoff, den sie selbst produziert haben. Will man mehr, also mehr Alkoholgehalt, so muss das Verfahren der Destillation angewendet werden. Diese Technik stammt ursprünglich aus der arabischen Welt und erreichte Europa im sonst so finsteren Mittelalter. Die Technik der Destillation macht sich eine Besonderheit von Alkohol und Wasser zunutze: die unterschiedlichen Siedepunkte.

Der Ausgangsstoff für die Destillation ist beliebig, Hauptsache, er enthält Alkohol. Auf die zur Auswahl stehenden Ausgangsprodukte gehen wir näher ein, wenn wir die unterschiedlichen Sorten von hochprozentigen Spirituosen im Detail vorstellen. Nun geht's aber zuallererst um den Prozess der Destillation. Was genau geht da eigentlich vor? Ganz einfach. Man nehme beispielsweise Wein. Daraus möchte man Weinbrand herstellen. Hört sich schwierig an, ist es aber gar nicht.

Man fülle den Wein in einen nahezu geschlosse-
nen Behälter und erhitze ihn vorsichtig. Schafft man
es, eine Temperatur zu erzeugen, die über dem
Siedepunkt von Alkohol (78,3 °C), aber unter dem
Siedepunkt von Wasser (100 °C) liegt, so passiert
Folgendes: der Alkohol verdampft und das Wasser
(überwiegend) nicht. Wenn es nun gelingt, den dann
gasförmigen Alkohol in einem anderen Behälter
aufzufangen und so abzukühlen, dass er wieder
flüssig wird, so ist der erste Schritt getan. Die nun
vorliegende Flüssigkeit ist der so genannte Roh-
brand.

Von ihm sollte man jedoch tunlichst die Finger lassen. Denn erst durch einen zweiten Destillations-
schritt, den so genannten Feinbrand, werden die
schädlichen Inhaltsstoffe getrennt. Beim Feinbrand
unterscheidet man zwischen Vorlauf, Mittellauf und
Nachlauf. Der Vorlauf ist die Flüssigkeit, die sich
zuerst niederschlägt. Hierin ist das so genannte
Methanol enthalten, von dem man sich besser so
schnell wie möglich trennt. Im Nachlauf sind die so
genannten Fuselöle und sonstige Verunreinigungen
enthalten, mit denen man – wenn es um den Genuss
geht – auch nichts anfangen kann. Und so ist es die
große Kunst des Brennmeisters, während der Destillation den Vorlauf und später den Nachlauf von dem
edlen Teil in der Mitte zu trennen.

Mit diesem Mittellauf geht es dann weiter. Entweder
wird er aufwändig gelagert, um ihm den gewünschten Geschmack zu verabreichen. Holzfässer, in denen

bereits andere Alkoholika wie Wein oder Sherry gelagert wurden, spielen in diesem Zusammenhang eine exponierte Rolle, da sie die im Holz angereicherten Geschmacksstoffe abgeben. Oder der Feinbrand wird noch weiter gereinigt und gefiltert, um genau diese Geschmacksanreicherung zu vermeiden – je nach Spirituose. Die bekanntesten kommen nun.

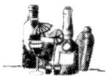

Whisky oder Whiskey?

oder: Von Scotch, Malt und Bourbon

Zuerst räumen wir mit der in der Überschrift angedeuteten Frage auf: Wann wird Whisk(e)y mit und ohne »e« geschrieben? Ganz einfach: Whiskey kommt in der Regel aus Irland oder den USA. Whisky normalerweise nicht. Der kommt aus Schottland. Der Name selbst stammt aus dem gälisch-irischen: uisge beatha bedeutet nichts anderes als der lateinische Ausdruck aqua vitae: Lebenswasser.

Wir kommen zu den Sorten. Irish Whiskey kommt aus Irland (sag bloß!) und ist im Herstellungsverfahren ziemlich ähnlich dem schottischen Whisky. Einziger gravierender Unterschied: Irischer Whiskey wird dreimal destilliert, schottischer dagegen in der Regel nur zweimal. Bourbon kommt aus den USA

und wird zu mindestens 51 Prozent aus Mais hergestellt. Rye stammt aus den USA oder Kanada, und der
Grundstoff wird – wie der Name dem der englischen
Sprache Mächtigen bereits verrät – aus Roggen hergestellt. Scotch kommt aus Schottland und soll uns
nun ein wenig mehr interessieren.

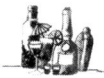

Scotch Whisky

*oder: Die erfolgreichste Edelspirituose
der Welt*

Neben Kilt, Dudelsack und Sparsamkeit steht der
Scotch als identitätsstiftender Meilenstein für
dieses sympathische nordeuropäische Völkchen. Wie
wir ja bereits gelernt haben, macht sich jede Nation
um sein Lieblingsgetränk ernsthafte Gedanken. Die
Deutschen um ihr Bier, die Franzosen um ihren Wein,
und wen wundert es, dass sich die Schotten ganz viel
Gedanken um ihren Whisky gemacht haben? Folgendes kam dabei heraus: Nach dem »Scotch Whisky
Act« von 1988 darf sich ein Whisky nur dann Scotch
nennen, wenn

- er in einer Brennerei in Schottland aus Wasser und
  gemälzter Gerste nur durch die Zugabe von Hefe
  gegärt wurde. Andere Getreidesorten dürfen nur
  als ganze Körner zugegeben werden;

- der Whisky auf einen Alkoholgehalt von weniger als 94,8 Volumen-Prozent destilliert wurde, sodass das Destillat von den bei der Produktion verwendeten Ausgangsstoffen das Aroma und den Geschmack übernimmt;
- der Whisky in besteuerten Lagerhäusern in Schottland in Eichenfässern mit einer Höchstkapazität von 700 Litern je Fass gereift wurde;
- die Reifungsdauer drei Jahre nicht unterschreitet;
- er Farbe, Aroma und Geschmack von den in der Produktion und Reifung verwendeten Ausgangsmaterialien bezieht;
- nur die Substanzen Wasser und Zuckercouleur (E 150) beigefügt wurden.

Normaler Scotch, so genannter Blended Scotch, stellt eine Mischung aus unterschiedlichen Scotch Whiskys dar. Das wird auch bei anderen Getränken so gemacht, um eine immer gleich bleibende Qualität garantieren zu können. Während normaler Scotch neben Gerste auch andere Getreidesorten enthalten darf, wird Malt Whisky ausschließlich aus gemälzter Gerste hergestellt. Der Vatted Malt (auch Pure Malt) ist eine Mischung unterschiedlicher Malt Whiskys. Das Gegenstück dazu ist der so genannte Single Malt, der nur aus den Produkten einer einzigen Brennerei zusammengestellt wird.

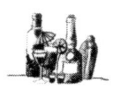

Von Brandy und Cognac

oder: Der Unterschied zwischen
Branntwein und Weinbrand

Kurz etwas zur Begrifflichkeit: Unter Branntwein versteht man ein alkoholisches Produkt, das durch Destillation mindestens 32 Volumenprozent Alkohol enthält. Branntwein muss also nicht zwingend aus Wein hergestellt werden, sondern alle Formen destillierten Schnapses werden hoch offiziell so bezeichnet. Der Weinbrand hingegen ist ein Wein-Branntwein, der durch die Destillation von Wein gewonnen wird. Die vorgeschriebene Reifezeit, die der Weinbrand in Eichenfässern verbringen muss, um sich Weinbrand nennen zu dürfen, beträgt in Deutschland sechs Monate, und wenn Fässer mit einem Fassungsvermögen von über tausend Litern verwendet werden, sogar zwölf Monate. Der vorgeschriebene Alkoholgehalt liegt bei deutschem Weinbrand bei 38 Prozent. Um Geschmack an das Produkt zu bekommen, ist auch der Gehalt an höheren Alkoholen (Fuselalkoholen) vorgeschrieben. Er muss mindestens 150 Gramm pro Hektoliter betragen.

Brandy ist die internationale Bezeichnung für Weinbrand. – Übrigens: Hätten Sie gedacht, dass Spanien der größte Brandyproduzent der Welt ist? – Auch hier hat die Europäische Union umfassende Richtlinien aufgestellt. Brandy muss zu 50 Prozent aus Weindestillat hergestellt werden, das zu weniger als 94,8 Prozent destilliert wurde, und muss am Ende einen Mindestalkoholgehalt in Höhe von 36 Prozent aufweisen. In Frankreich gibt es zwei besondere Sorten: den Cognac und den Armagnac. Der Begriff »Cognac« steht seit dem 17. Jahrhundert für einen Weinbrand besonderer Qualität. Cognac darf ausschließlich aus den Weinen der Region Charente-Maritime hergestellt werden. Die Mindestlagerzeit in Eichenholzfässern für den Cognac beträgt 30 Monate (VS), für normale Qualitäten 4 Jahre (VSOP, very superior old, pale), für Spitzenqualitäten über 20 Jahre. Der Armagnac ist der ältere, aber auch unbekanntere von beiden. Erstmalige Erwähnung findet er in einer Urkunde aus dem Jahr 1461. Armagnac ist milder als Cognac und wird in der Gascogne hergestellt.

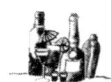

Von Absinth bis Wodka

oder: Das Schnaps-Lexikon

Auch im hochprozentigen Bereich gibt es weltweit ein nahezu unüberschaubares Angebot unterschiedlicher Darreichungsformen von Alkohol.
Die wichtigsten finden Sie in der nachfolgenden Aufstellung.

Absinth Einziger Likör, nach dem sogar eine echte Krankheit benannt wurde. Aber der Reihe nach.

Der leuchtend grüne Absinth wird aus Wermut hergestellt, und die hierin vorhandenen ätherischen Öle enthalten Thujon, das bei regelmäßigem Genuss zu teilweise erheblichen körperlichen Schäden führt.

Im 18., aber schwerpunktmäßig im 19. Jahrhundert war Absinth besonders in Künstlerkreisen und vor allem in Frankreich beliebt. Viele schafften es, sich buchstäblich um den Verstand zu trinken – den halluzinogenen Inhaltsstoffen sei Dank. Das Krankheitsbild Absinthismus breitete sich europaweit wie eine Edelseuche aus.

Daraufhin wurde er verboten. Erst im Jahre 1988 ließ die EU Herstellung und Vertrieb wieder zu, aber – Sie werden es schon ahnen – in einer inhaltlich abgespeckten Version. Ist seitdem nicht gefährlicher als andere Liköre auch.

Advocat Holländischer Name für Eierlikör, die Bezeichnung kommt angeblich aus Südamerika. Dort wurde in kolonialen Zeiten ein alkoholisches Getränk aus Branntwein und aus dem gelben Fleisch der Avocados hergestellt. Holländische Reisende simulierten angeblich mangels Avocados die gelbe Farbe durch die Zugabe von Ei. Ist ja einfach nachvollziehbar, denn geschmacksmäßig unterscheiden sich Avocados und Eier nun wirklich kaum, oder?

Amaretto Der bekannte italienische Mandellikör, hergestellt aus natürlichen Mandelextrakten, mazerierten Mandelschalen, verschiedenen Geschmacksaromen und Bourbon-Vanille, kam in den Achtzigern ganz groß raus, als die Rockband Spliff behauptete, es wäre ein geiles Zeug.

Trank man damals, wenn ich mich recht erinnere, gemixt mit Apfelsaft und war immer wieder überrascht, dass es doch irgendwie genießbar war.

Apfelkorn Ganz einfach Korn mit Apfelsaft. Galt in meiner Jugend als Einstiegsdroge. Da sich so ziemlich jeder relativ früh in seinem Leben mindestens einmal so dermaßen mit Apfelkorn betrunken hat, dass man danach nicht einmal den Geruch ertragen konnte, kennt man auch kaum einen Erwachsenen, der so etwas noch trinkt.

Aquavit Skandinavischer Korn mit Kümmelaroma und anderen Gewürzen. Hier begegnet uns übrigens schon wieder eine schöne alte mittelalterliche Bezeichnung für den Alkohol an sich: aqua vitae, Lebenswasser. Eine kleine Anekdote: Der norwegische »Linie Aquavit« ist etwas ganz Besonderes. Im Jahre 1850 wurde eine Schiffsladung dieses Getränks nach Australien geliefert. Bei der Ankunft stellte der Kapitän mit Befremden fest, dass der Besteller mittlerweile verstorben war. Was tun? Nun, sie nahmen die gesamte Ladung wieder mit zurück nach Norwegen. Dort bemerkte man, dass die zigtausend Kilometer Schiffsreise durch das Geschaukel den Aquavit zu einem ganz besonders hochwertigen Produkt hatten reifen lassen. Und, ob Sie's glauben oder nicht, noch heute wird dieser Aquavit auf Schiffe verladen und durch die

Gegend geschippert, weil der Effekt an Land nicht ausreichend nachgeahmt werden konnte.

Arrak Arrak wird auch als Rum Asiens bezeichnet. Er wird hergestellt aus Zuckerrohr, Reis und dem Saft der Zuckerpalme und überwiegend in Sri Lanka, Thailand und Indien produziert. Hauptabnehmer in Europa sind die Skandinavier, da Arrak Grundstoff des Schwedenpunsches ist.

Baileys Hier ein Getränk für die Kalorienbewussten unter Ihnen: Man nehme Sahne, viel Sahne, und gebe irischen Whiskey und ein paar Aromen hinzu – fertig ist der Baileys. Ohne sexistisch werden zu wollen: Hand aufs Herz, kennen Sie einen einzigen Mann, der gern Baileys trinkt? Ich meine, abgesehen von dem aus dem Werbespot?

Bärenfang Bärenfang ist ein aus Honig und Primasprit (das ist die offizielle Bezeichnung für reinen Alkohol) hergestellter Likör, der mindestens 25 kg Honig pro 100 l Likör enthält. Ist logischerweise ziemlich süß. Ursprüngliche Heimat: Ostpreußen.

Batida de Côco Viel Kokos, viel Milch. Kann man auch »pur« trinken, für die Zielgruppe gilt dann Ähnliches wie für Baileys. Wird ansonsten sehr gern in Cocktails und Longdrinks gekippt. Für das echte Karibik-Feeling.

Becherovka Ein heller, feinbitterer Kräuterlikör, der, wie der Name schon vermuten lässt, aus Tschechien stammt, genau genommen aus Karlsbad (heute Karlovy Vary). Der Name stammt nicht etwa daher, dass man ihn so prima bechern kann oder ihn aus selbigen trinkt, sondern er wurde von einem Herrn Josef Becher im Jahr 1807 erfunden.

Bommerlunder Was den Spliffs der Amaretto, war den Toten Hosen der Bommerlunder. Herr Dethleffsen im holsteinischen Flensburg wird sich als Hersteller gefreut haben, denn seitdem dürfte sein Getränk in gewissen (allerdings ohnehin nicht sehr wählerischen) Kreisen Kultstatus genießen. Das Rezept wurde 1760 dem Gastwirt des »Krugs von Bommerlund« von einem Offizier für gewährte Kost und Logis überlassen. Der Gastwirt nannte diesen Kümmelbrannt nach seinem Gasthaus. Von ihm erwarben Dethleffsens Ahnen das Rezept. Bommerlunder ist der beliebteste deutsche Aquavit.

Calvados Französischer Apfelbranntwein, der aus Apfelwein destilliert wird. Er stammt aus der Normandie, genauer aus dem Départment Calvados. Alkoholgehalt mind. 40 Vol%, teilweise über 50 Vol%. Wenigstens in der zweiten Machart tut er dann auch richtig weh.

Campari Campari wurde im Jahr 1860 entwickelt und wird noch heute mit geheimen Zutaten gebraut. Sicher ist: Es sind einige Kräuter enthalten. Fest steht: Campari ist unglaublich bitter. Zwar wird immer wieder behauptet, man könne ihn pur oder auf Eis trinken, aber das halte ich für ein Gerücht. Normalerweise trinkt man ihn als Longdrink mit Sodawasser oder Orangensaft gemixt.

Cassis Cassis ist der französische Name für Schwarze Johannisbeeren, daraus hergestellte Produkte sind der Liqueur de Cassis, meist angeboten als Cassis oder Crème de Cassis. Möchte man einen Kir Royal genießen, so gibt man in Champagner einen Schuss Cassis.

Chartreuse Grüner oder gelber Kräuterlikör aus Frankreich. Das Rezept gelangte 1735 in den Besitz der Mönche des Klosters La Grande Chartreuse und soll bei einer Cholera-Epidemie Wunder gewirkt haben. Er besteht aus weit über hundert unterschiedlichen Gewürzen.

Cointreau Ein französischer Orangenlikör, ähnlich dem Grand Marnier. Unterschied: Für Grand Marnier wird Cognac als Basis verwendet, für Cointreau klarer Schnaps.

Curaçao Der Schnaps stammt aus Holland, der portugiesische Name von der gleichnamigen westindischen Insel. Er wurde ursprünglich aus den getrockneten Schalen grüner Pomeranzen hergestellt, heute ist es eine Gattungsbezeichnung für Liköre mit Orangenaroma.

Danziger Goldwasser Das erste Goldwasser soll bereits 1598 in Danzig hergestellt worden sein. Es handelt sich um einen klaren Kräuterlikör, der eine ganz besondere Note hat. Das besondere Kennzeichen dieses Likörs ist das in der Flasche schwebende, fein verteilte echte Blattgold.

Drambuie Ein Whiskylikör auf Maltbasis. Der Whisky wird mit Honig, Kräutern und Gewürzen kombiniert. Der Name Drambuie kommt vom gälischen »An Dram Buidheach« und bedeutet: Das Getränk, das zufrieden macht. Aber – tun sie das am Ende nicht alle, wenn man's darauf anlegt?

Eierlikör Aus Eiern, Puderzucker, Vanillearoma, Milch (Sahne) und Alkohol hergestellter Emulsionslikör, bei Handelsprodukten sind mindestens 14 Vol% Alkoholgehalt vorgeschrieben. Der Alkohol kann in Form von Primasprit (96 Vol%) oder in Form von Weinbrand (gelegentlich auch Weizenbrand) zugefügt werden. Man kann es über den Schokoladenpudding geben, pur ist er doch eher was für Omas.

Enzian Aus den Wurzeln des Gelben Enzians (gentiana lutea) durch Maischen mit Wasser, Vergären und Brennen hergestelltes Destillat aus den Alpenländern, insbesondere Österreich. Schmeckt sehr, sehr streng.

Fernet Branca Man sagt, er hätte magische Kräfte, und jeder, der ihm mal in einer kritischen Situation vertraut hat, weiß: Es stimmt.
Dieser Bitter gilt als der bekannteste der Welt; er wurde von einem Arzt, dem Signor Fernet hergestellt. Was dazu führte, dass er – wenigstens im noch nicht ganz so aufgeklärten 19. Jahrhundert – tatsächlich von Ärzten als Stärkungs- und Heilmittel verschrieben wurde. Gibt's in Braun, dann heißt er eben Branca. Und in grün, mit Menthol, dann heißt er Mentha.

Geist Bezeichnung für Schnäpse aus Früchten wie Himbeere, Brombeere oder auch Schwarze Johannisbeere, die mangels Zucker nicht direkt vergoren werden können. Diese Früchte werden in hochprozentigem Primasprit eingelegt, wodurch die Aromastoffe extrahiert werden.

Genever Wacholderbeeren und andere Kräuter geben diesem Klaren aus Holland (Schiedam ist die Geneverstadt) das Aroma.

Gin Wurde als Genever von Wilhelm von Oranien aus Holland nach England gebracht und ist eigentlich genau dasselbe, also ein Wacholderbranntwein, dem noch weitere Gewürze zugesetzt werden (Koriander, Angelikawurzel, Lavendel, Orangenblüten).

Grand Marnier Ein edler Orangenlikör auf Basis eines echten Cognacs. Dieser stammt vom Château de Bourg im Herzen der Charente. Schalen der karibischen Bitterorange ergeben im Laufe einer langen Mazerierung nach der Destillation einen aromatischen Extrakt. Der wird wohldosiert mit Cognac und Zuckersirup vermischt und bringt die Aromafülle des Likörs.

Grappa Italienischer Branntwein aus Traubentrester, den Rückständen, die beim Weinkeltern anfallen. Gibt's beim Italiener nach dem Essen gern mal auf Kosten des Hauses. Schmeckt tatsächlich wie etwas, was aus Abfällen gebrannt wird.

Grasovka Grasovka Bison Brand Wodka wird mit einem in Polen wachsenden Steppengras aromatisiert. Dieses Gras wird gern von in freier Wildbahn lebenden Wisenten gefressen, daher der oft gebrauchte Name Büffelgras. Das cumarinhaltige Kraut, das jeder Flasche zugegeben wird, bewirkt die hellgelbe Farbe und den Waldmeistergeschmack des Wodkas.

Kornbranntwein Seit über 500 Jahren aus Getreide hergestellter deutscher Branntwein, dessen Anteil fast ein Viertel der deutschen Spirituosenerzeugung ausmacht. Alkoholgehalt mind. 32 Vol%, ab 38 Vol% darf die Bezeichnung »Doppelkorn« verwendet werden. Zur Zielgruppe: Trinkt Oma einen Eierlikör, dann gönnt sich Opa einen Korn.

Kruskovac Kroatischer Birnenlikör, wird mit Slibowitz, dem Pflaumenschnaps, zu Julischka vereint

Likör Sammelbezeichnung für stark versüßte und gewürzte Spirituosen, die aus Alkohol, Wasser, Zucker, Aromen, ätherischen Ölen und Extrakten aus Gewürzen, Pflanzenteilen oder Fruchtsäften hergestellt werden. Der Name leitet sich vom lat. »liquor« (Flüssigkeit) ab. Der Zuckeranteil muss mindestens 100 g/l betragen.

Obstler Allgemeine alpennahe Bezeichnung für einen Obstbrand aus Kernobst. Schmeckt wie sein Cousin Enzian ebenfalls sehr, sehr streng.

Ouzo Geschützte Bezeichnung für einen ausschließlich in Griechenland hergestellten zweifach destillierten Branntwein mit Anis. Alkoholgehalt mind. 37,5 Vol%. Wird ähnlich wie der Pastis in Frankreich gern mit Wasser getrunken, die ausschwemmenden ätherischen Öle trüben dann die Mischung.

Pastis In Frankreich ist Pastis eine Sammelbezeichnung für anishaltige Getränke, die mit Wasser verdünnt getrunken werden. Unverdünnt ist Pastis
bräunlich, verdünnt milchig-hell. Unter den vielen
Marken ist der Pastis de Marseille von Ricard eine
der bekanntesten. Alkohol: 43 bis 45 Vol%.

Pernod Glaubt man der o. a. Definition, so ist Pernod
eigentlich ein Pastis. Sei's drum: Am Pernod wird
schon seit Jahrzehnten die mittlerweile sprichwörtliche deutsch-französische Freundschaft regelmäßig auf eine harte Feuerprobe gestellt.

Der gute alte Pernod-Cola gehört in Deutschland
zum Kulturgut. Kommt der gemeine Deutsche
nach Frankreich und glaubt, er könne sich dort
anbiedern, in dem er einen Pernod-Cola bestellt,
so liegt er völlig daneben. Denn schafft man es, sich
verständlich zu machen und eine entsprechende
Bestellung abzusetzen, so bekommt man eine Cola
und einen Pernod serviert. Kippt man dann den
Pernod mit einem wissenden, auf eine unter-
schwellige Solidarisierung mit den Einheimischen
abzielenden Lächeln in die Cola, so erntet man in
der Regel ungläubige bis amüsierte Heiterkeit. Pernod-Cola kennt man in Frankreich nicht, dort
wird er mit Wasser verdünnt konsumiert.

Pitú Berühmter brasilianischer Zuckerrohrschnaps.

Portwein Der Portwein (Port) kommt aus Portugal.
Auch die Portugiesen geben sich große Mühe um
ihr Nationalgetränk: Das Weingesetz für Portwein
ist zirka 200 Jahre alt und gehört zu den strengsten

Lebensmittelvorschriften der Welt. Es regelt den Anbau, die Herstellung, die Lagerung und den Export. Nur etwa ein Drittel der jährlich erzeugten Menge darf sich tatsächlich Portwein nennen.

Zum angegorenen Most (meist aus blauen Trauben) wird Weinbrand im Verhältnis 5 : 1 gemischt und so die Gärung gestoppt. Eine Restsüße bleibt erhalten.

Raki Türkische Spezialität ähnlich dem griechischen Ouzo. Weinbrand wird Anis zugesetzt.

Rum Klassisches Getränk der Seefahrer und Piraten. Belegt wird dies u. a. durch den Titelsong des TV-Vierteilers aus den Siebzigern »Die Schatzinsel«, der da lautet: »Fünfzehn Mann auf des toten Manns Kiste, Jo, ho, ho, und 'ne Buddel voll Rum«. Rum wird aus Zuckerrohr gebrannt und hat im Original teilweise einen absurd hohen Alkoholgehalt (Strohrum z. B. wird als Grundstoff für Punsch und Grog benötigt.)

Sake Japanischer Reiswein mit 16 bis 17 Vol% Alkoholgehalt. Sake wird meist warm (45° C) getrunken und traditionell in kleinen Porzellantässchen serviert.

Sambuca Sambuca ist ein klassischer italienischer Likör, der noch zu den Anis-Likören zählt, obwohl sein Hauptbestandteil Holunder (italienisch Sambuco = Holunder) ist. Sambuca ist ein ausgezeichneter Digestif (die Verdauung anregendes Getränk, wird nach dem Essen getrunken). Er wird oft mit drei gerösteten Kaffeebohnen (con la Mosca = mit der Fliege) serviert, an deren Krümel man sich, wenn man sie zerbeißt, noch lange erfreuen kann. Sambuca wird in der Regel brennend serviert, weswegen man sich auch nach dem Verlöschen der Flamme ganz prima beim Trinken die Lippen an dem heißen Glas verbrennen kann, wenn man nicht aufpasst. Der Trick: Vor dem Ansetzen kurz mit der ausreichend befeuchteten Zunge über die Stelle lecken, an der voraussichtlich kurz danach die Lippen platziert werden. Wird in guten italienischen Restaurants alternativ zum kostenlosen Grappa offeriert.

Sherry Machen wir's kurz: Sherry ist so etwas wie Portwein, nur nicht aus Portugal, sondern aus Spanien. Der Wein wird ebenfalls mit Weinbrand gespritet, also aufgerüstet – bis maximal 22,5 %. Kann man prima zum Kochen verwenden, zum Trinken nur, wenn man es mag.

Slibowitz Auch Slivovitz oder Slivovic. Ursprünglich ein aus Serbien stammender Obstbrand, der aus Zwetschgen hergestellt wird. Der Name stammt vom serbischen »sliva« (Pflaume). Das Destillat wird in Eichenholzfässern gelagert. Alkoholgehalt mindestens 37,5 Vol%. Mischt man ihn mit Kruskovac, so bekommt man den berühmt-berüchtigten Julischka, den man in serbisch-kroatisch-jugoslawisch-slowenischen Restaurants so gern als recht süßen Aperitif gereicht bekommt. Umsonst, versteht sich. Geld dürfte man dafür auch nicht nehmen.

Southern Comfort Southern Comfort gilt als die älteste Likörmarke der USA. In den Südstaaten wird Bourbon-Whiskey mit Pfirsichen, Orangen und Kräutern gemixt. Hat es in sich und angeblich Janis Joplin auf dem Gewissen. Southern Comfort lässt sich dank seines Pfirsicharomas ausgezeichnet zum Mixen vieler aparter Drinks verwenden. Der Klassiker: als Longdrink mit Ginger-Ale.

Tequila Auch Tequilla. Mexikanischer Branntwein aus dem Herzen der Agave (hergestellt aus dem Mittelstück der Pflanze, nicht stammend aus der Region in Portugal! Das ist die Algarve). Wird mit Dampf erhitzt und vergoren. Die daraus entstehende Pulque war bereits den Azteken bekannt. Anschließend wird zweifach destilliert. Das als Vino Mezcal bekannte Destillat kann man direkt konsumieren oder in Eichenholz-Fässern zum Tequila reifen lassen. Als Trinkritual befeuchtet man den Handrücken durch Abreiben mit einer Limonen- oder Zitronenscheibe, streut Salz darauf und leckt das Salz ab. Der Tequila wird »ex« getrunken, und anschließend in die Limonen- oder Zitronenscheibe gebissen und der Saft ausgesaugt.

Schmeckt natürlich grauenvoll, aber das Ritual verbindet die Menschen seit Generationen. Kommt allerdings meistens erst dann zum Einsatz, wenn man sich ohnehin schon trunken in den Armen liegt.

Tia Maria Tia Maria (Tia = Tante) ist ein aus Kaffee, Jamaica-Rum, Kakao, Vanille und Kräutern hergestellter süßer Likör. Er kommt von der Karibik-Insel Jamaica und wird heute in fast alle Länder der Erde exportiert, in denen Alkohol getrunken wird.

Vermouth Aus Wermutkraut (lateinisch: Artemisia Absinthium) hergestellte Getränke, wurden bereits im Altertum als Arzneien und Medizin gegen vielerlei Krankheiten verordnet. Die vielfältige Wirkung der Wermutkräuter, von denen es unterschiedliche Sorten gibt, geht auf deren Thujongehalt zurück. Dieses Nervengift ist mit dem Koffein vergleichbar. Es wird, mäßig dosiert, als Anregungs- und Heilmittel benutzt. Nimmt man zu viel davon, können Nervenstörungen auftreten (siehe A wie Absinth). Bei der Herstellung von Wermutwein ist das Wermutkraut eine Geschmackszutat unter vielen, die Thujonmenge ist so gering, dass sie der Gesundheit nicht schaden kann. Die heutige Bezeichnung »Vermouth« ist in dieser Schreibweise nur für italienische und französische Produkte zulässig, deutsche Produkte werden »Wermut« geschrieben.

Wodka Russisch: Wässerchen. Spirituose aus landwirtschaftlich gewonnenem Gärungsalkohol aus Getreide oder Kartoffeln, die durch Filtration über Holzkohle weitestgehend von ihren Begleitstoffen befreit ist. Alkoholgehalt mindestens 40 Vol%.

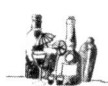

251

Cocktails und Longdrinks

oder: Der Mix macht's

Hochprozentige Spirituosen haben einiges gemein. Sie schmecken der ungeübten Zunge je nach Alkoholgehalt und Herstellungsgrundlage zum Teil recht streng. Und sie machen relativ schnell betrunken, weswegen sie umgangssprachlich auch gern als Beschleuniger bezeichnet werden. Um nun neben die klassischen Alkohol-Darreichungsformen Bier, Schnaps, Wein und Sekt noch weitere Alternativen zu setzen, hat sich die Menschheit irgendwann die Mixgetränke Cocktails und Longdrinks ausgedacht. Der Unterschied? Nun, darüber wurde schon viel sinniert. Einigen wir uns darauf, dass ein Longdrink in der Regel in einfachen, schlanken Gläsern serviert wird und aus zwei Ingredienzien besteht. Ein Cocktail hingegen vereint mehr als zwei Zutaten in sich, wird in einem Shaker zubereitet, aus voluminöseren Gläsern getrunken und ist meistens bestückt mit Schirmchen, an Palmen baumelnden Äffchen, bunten Fähnchen oder brennenden Wunderkerzen. Die Gemeinsamkeiten? In kaschierter Form, meistens durch die ausgiebige Verwendung von Zucker, verliert der in diesen Getränken vorhandene Schnaps seinen scharfen Geschmack, aber natürlich keinesfalls seine teilweise verheerende Wirkung. Cocktails werden gern auf Mittelmeerinseln von Menschen, häufig Männern, verwendet, um andere Menschen, häufig Frauen, betrunken zu machen. Diesem

Umstand verdankt ein Cocktail sogar seinen Namen: Der »Screwdriver« (englisch für Schraubenzieher, besser bekannt als Wodka-Orangensaft) soll schon früh dazu eingesetzt worden sein, die Schraube zu lösen, um – also, wie soll man es sagen, einen Schritt näher zum Ziel seines Begehrens zu gelangen. Kein Scherz!

So. Widmen wir uns zunächst den Longdrinks. Prinzipiell ist hier der Fantasie kaum eine Grenze gesetzt. Theoretisch kann alles, was keinen Alkohol enthält, so ziemlich mit allem, was Alkohol enthält, zusammen in ein Glas gekippt werden. Trotzdem haben sich einige Darreichungsformen im Laufe der Zeit durchgesetzt.

- Whiskey Cola (Whiskey mit e, weil man am besten Bourbon nimmt, Scotch wäre zu schade),
- Rum Cola,
- Weinbrand Cola,
- Bacardi Cola (auch Cuba libre genannt, siehe unten),
- Pernod Cola,
- Wodka Lemon,
- seit einigen Jahren zunehmend abgelöst von Wodka Red Bull (Besonderheit: Man wird zwar betrunken, bleibt aber wach),
- Wodka Orange,
- Gin Tonic,
- Campari Orangensaft,
- Amaretto Apfelsaft,
- Grüne Wiese (Blauer Bols mit Orangensaft),

- Jägermeister Tonic,
- Batida de Coco mit Kirschsaft,
- Southern Comfort mit Ginger-Ale.

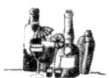

Alcopops
oder: Von auf Flaschen gezogenen Longdrinks und Jugendschutz

Die Getränkeindustrie war so freundlich, unter dem peppigen Namen Alcopops flaschenfertige Longdrinks zu vertreiben. Da der Geschmack des Alkohols bis zur Unkenntlichkeit verzuckert wurde und sich deswegen damit vorzugsweise junge Menschen betrunken haben, hat der Gesetzgeber reagiert. Denn eine Umfrage im Auftrag der Bundeszentrale für gesundheitliche Aufklärung aus dem Jahr 2003 hatte ergeben: Rund 75 Prozent der Jugendlichen haben bereits Alcopops konsumiert. Konsequenz: Seit dem 2. August 2004 wird eine Zusatzsteuer auf Alcopops erhoben, die den Verkaufspreis um rund einen Euro erhöht.

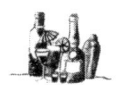

Longdrinks und der Freiheitskampf

oder: Von Cuba Libre und Lumumba

Zu zwei von ihrer Konsistenz her völlig unterschiedlichen Longdrinks gilt es an dieser Stelle Geschichten zu erzählen. Wünscht ein erfahrener Trinker einen Bacardi Cola, so bestellt er »Cuba Libre«. Wie es zu diesem Namen kam? Nun, da müssen wir ein klein wenig ausholen. Das Unternehmen Bacardi wurde im Jahre 1862 in der kubanischen Hauptstadt Santiago de Cuba gegründet. Schon in den zwanziger und dreißiger Jahren des vergangenen Jahrhunderts eröffnete Bacardi weltweit eine Vielzahl von Abfüllanlagen und Destillen und wurde so zum ersten kubanischen Weltkonzern. Im Zuge der kubanischen Revolution zwischen 1958 und 1962 verließen das Unternehmen und der Clan dann Kuba endgültig. Seit diesem Schritt engagiert sich das Unternehmen sehr entschieden dafür, die Herrschaft von Fidel Castro auf der Karibikinsel zu beenden. Das ist die freundliche Formulierung. Einschlägige Quellen beschreiben das diesbezügliche Engagement von Bacardi radikaler. Immer wieder ist die Rede davon, das Unternehmen habe nicht nur die politische Organisation der Exilkubaner in den USA unterstützt, sondern – durchaus auch in Kooperation mit dem US-amerikanischen Geheimdienst CIA – sogar terroristische Aktionen durchgeführt, die sich unmittelbar gegen Fidel Castros Leib und Leben gerichtet haben. Ob das stimmt oder nicht, mag der interessierte Leser nach der Lektüre des Buches »Im Zeichen der Fledermaus« von Hernando Calvo Ospina selbst entscheiden. Wie dem auch sei – wer sich politisch neutral verhalten will und nicht ständig eine »Befreiung Kubas« einfordern möchte, bestellt entweder Bacardi Cola oder verzichtet vollständig auf dieses Getränk.

Wer schon einmal in Spanien zu Gast war, kennt wahrscheinlich den »Lumumba«, einen Longdrink, in dem kalter Kakao mit spanischem Brandy gemixt serviert wird. Tatsächlich gab es auch eine Person mit Namen Lumumba, Vorname Patrice Emery, geboren 1925 in Afrika. Lumumba trat als Mitbegründer der kongolesischen Unabhängigkeitsbewegung in Erscheinung. Er führte sein Land in die Unabhängigkeit von der ehemaligen Kolonialmacht Belgien und wurde bei den ersten Parlamentswahlen zum ersten Ministerpräsidenten der jungen Republik gewählt. Lumumba stand wie kaum ein anderer als entschiedener Verfechter für die afrikanische Freiheit und Selbstbestimmung. Schon wenige Monate später übernahm jedoch die Armee in einem Staatsstreich die Macht im Kongo, Joseph Mobutu setzte sich selbst als Alleinherrscher ein. Lumumba wurde gemeinsam mit einigen Gefolgsleuten verhaftet, eingekerkert und gefoltert, schließlich im Jahre 1961 bestialisch ermordet. Er ist noch heute in ganz Schwarzafrika ein Mythos und steht nach wie vor als Vorkämpfer der afrikanischen Unabhängigkeitsbewegung.

Dass dieser Drink nach ihm benannt wurde, scheint unstrittig. Zu den genauen Umständen, also zur

Geschichte dieser Benennung oder auch zu den Motiven dazu können wir wenig sagen: Die Quellen schweigen.

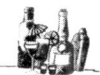

Cocktails
oder: Die perfekte Camouflage

Wenn man an Cocktails denkt, so denkt man unwillkürlich an eine Hotelbar auf einer Urlaubsinsel, an einen sonnigen Tag, der sich dem Ende neigt, an den Duft von Sonnenöl in der Luft … oder gehören Sie noch zu der Generation, die mit dem Begriff »Cocktailparty« etwas anfangen kann?

Hier haben wir ein paar ausgewählte Cocktail-Klassiker für Sie zusammengestellt. Für die Zubereitung von Cocktails gibt es eine Reihe von Zubehör, das wichtigste Werkzeug ist der Shaker, in den alle Zutaten hineingekippt werden, um dann mittels heftigen Schüttelns miteinander vermengt zu werden. Und wenn keine abweichende Zubereitungsart in der Aufstellung verzeichnet ist, liegen Sie mit dem Shaker immer richtig.

Bloody Mary 4 cl Wodka, 1 cl Zitronensaft, 12 cl Tomatensaft, etwas Pfeffer, etwas Tabasco, etwas Selleriesalz, etwas Worcestersauce. Wird in einem Longdrinkglas angerichtet, manchmal steckt ein

Stück Staudensellerie drin; für den kleinen Hunger zwischendurch.

Caipirinha 1–2 Limonen, 5 cl Cachaca, Lime Juice nach Belieben, 1–2 TL brauner Zucker, Crushed Ice. Die Zutaten werden in einem Whiskyglas angerichtet.

Daiquiri 5 cl Weißer Rum, 3 cl Zitronensaft, 2 cl Zuckersirup, Crushed Ice.

Ginfizz 4 cl Gin, 2 cl Zitronensaft, 1 cl Zuckersirup, Sodawasser. Alle Zutaten außer Soda mit viel Eis shaken. Mit Sodawasser auffüllen. Eine Zitronenscheibe an den Glasrand stecken.

Golden Mojito 1 Limone, 4 cl Rum, Lime Juice nach Belieben, Sekt oder Champagner zum Auffüllen, frische Minze, 1–2 TL brauner Zucker, Crushed Ice. Die Limone vierteln, über dem Glas auspressen und zusammen mit der Minze mit dem Stößel im Glas ausdrücken. Etwa zur Hälfte mit Crushed Ice auffüllen. Zucker, den Rum und Lime Juice nach Belieben dazu. Schließlich mit etwa einem Daumenbreit Sekt auffüllen und vorsichtig umrühren. Mit einem Minzezweig garnieren. Aber das muss natürlich nicht sein.

Harvey Wallbanger 2 cl Galliano, 4 cl Wodka, 10 cl Orangensaft, 1 Orangenscheibe. Den Wodka und den Orangensaft mit Eis shaken und in ein Glas mit einigen Eiswürfeln geben. Den Galliano vorsichtig darüber gießen. Nicht umrühren. Die Orangenscheibe an den Rand stecken.

Mai Tai 6 cl brauner Rum, 2 cl Cointreau, 1 TL brauner Zucker, 2 cl Lime Juice, 1–2 cl Orgeat, 1 Limone, Crushed Ice. Die Limone vierteln, über dem Glas auspressen und im Glas mit Stößel zerstoßen. Den braunen Zucker darüber geben. Die restlichen Zutaten mit Eis im Shaker gut schütteln und in das Glas abseihen. Kurz umrühren. Mit Cocktailkirsche und Minzezweig garnieren.

Manhattan Perfect 3 cl Canadian Whisky, 1 cl Vermouth Dry, 1 cl Vermouth Rosso, 2 Spritzer Angostura.

Margarita Am besten als Frozen Margarita:
9 cl Tequila Silver, 6 cl Lime Juice oder Zitronensaft, 3 cl Cointreau, Crushed Ice. Die Zutaten mit etwa 8 Eiswürfeln Crushed Ice in den Elektromixer geben und 5–10 Sekunden auf höchster Stufe durchmixen. Das Eis darf dabei nicht vollständig schmelzen, sondern es sollte sich eine möglichst feste, breiige Konsistenz ergeben, wie bei allen Frozen Drinks. Den Drink sofort in eine Cocktailschale geben, deren Rand zuvor in einem Zitronen- oder Limonenviertel gedreht und in eine mit Salz gefüllte Schale getupft wurde.

Martini Cocktail 5 cl Dry Gin, 1 cl Vermouth Dry.

Metropolitan 4 cl Brandy, 2 cl Vermouth Rosso, 1 Barlöffel Puderzucker, 1 Spritzer Angostura.

Piña Colada 6 cl brauner Rum, 8 cl Ananassaft, 4–6 cl Cream of Coconut, 1 Scheibe Ananas, in Stücke geschnitten, Crushed Ice.

Pink Lady 2 cl Gin, 1 cl Calvados, 3 cl Sahne, 3 TL Grenadinesirup, 3 Stück Eiswürfel.

Planter's Punch 3 cl weißer Rum, 3 cl brauner Rum, 3 cl Zitronensaft, 4 cl Orangensaft, 1 cl Zuckersirup, 1 cl Grenadine.

Puerto Punch 2 cl brauner Rum, 2 cl Southern Comfort, 4 cl Orangensaft, 4 cl Ananassaft, 1 cl Zitronensaft, $1/2$ Orangenscheibe, 1 Cocktailkirsche, Crushed Ice. Alle Zutaten shaken und in ein mit Crushed Ice gefülltes Longdrinkglas geben. Die Orangenscheibe am Rand befestigen und die Kirsche auf einem Sticker daran befestigen.

Tequila Sunrise 6 cl Tequila, 10 cl Orangensaft, 1cl Zitronensaft, 1–2 cl Grenadine, Orangenscheibe. Den Tequila, Orangensaft, Zitronensaft mit Eis shaken und in das Glas seihen. Die Grenadine vorsichtig darüber gießen. Die Orangenscheibe an den Rand stecken.

Tom Collins 4 cl Zitrone, 2 EL Zucker, 7,5 cl Dry Gin, Sodawasser.

Whiskey Sour 5 cl Bourbon Whiskey, 3 cl Zitronensaft, 1–2 cl Zuckersirup. Die Zutaten im Shaker mit Eiswürfeln kräftig schütteln und möglichst in ein Stielglas abseihen. Mit einer halben Orangenscheibe und einer Cocktailkirsche garnieren.

Zombie 2 cl Rum 73%, 3 cl weißer Rum, 3 cl brauner Rum, 2 cl Cherrybrandy, 3 cl Zitronensaft, 1 cl Grenadine, 4 cl Orangensaft. Die Spirituosen, die Säfte und den Sirup im Shaker mit einigen Eiswürfeln kräftig schütteln und anschließend in ein Longdrinkglas abseihen. Crushed Ice und eine Cocktailkirsche hinzufügen.

Wer wissen möchte, woher der eher martialische Name stammt, möge einen Selbstversuch starten und dann einen Freund bitten, den Camcorder laufen zu lassen.

Und hier noch eine Spezialität, die besonders gut gegen einen Kater wirken soll:

Prairie Oyster 1 cl Olivenöl, 2 Barlöffel Tomatenketchup, 1 Eigelb, 1 Prise Salz, 1 Prise Pfeffer, 2 Spritzer Tabasco, 3 Spritzer Worcestersauce. Eine Cocktailschale mit Olivenöl ausschwenken, Ketchup hinzugeben und das Eiweiß vorsichtig ins Glas legen. Den Drink mit einem kleinen Löffel sowie einem Glas Wasser mit Eiswürfeln servieren. – Warum er mit einem Glas Wasser serviert wird? Sagen wir mal so: Probieren Sie ihn einmal, und Sie werden dankbar sein, dass es so ist.

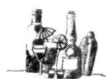

Teil 8
Dies und das
und natürlich auch jenes

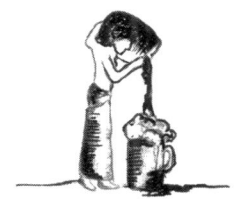

Zitate und Aphorismen

Oder: Wenn schlaue Köpfe loslegen

Der Tag hat vierundzwanzig Stunden, genau so viele, wie Bierflaschen in einer Kiste sind. Das kann doch wohl kein Zufall sein. *(unbekannt)*

Bei Nikotin und Alkohol
Fühlt sich der Mensch besonders wohl.
Und doch, es macht ihn nichts so hin,
Wie Alkohol und Nikotin. *(Eugen Roth)*

Es gibt noch andere Dinge im Leben als Bier, aber Bier macht diese anderen Dinge einfach angenehmer.
(Stephen Morris)

Ich habe mehr vom Alkohol gezehrt, als der Alkohol an mir gezehrt hat. *(Winston Churchill)*

Bart, ein Bier ist wie eine Frau. Man schaut es gerne an, es duftet und man würde seine Großmutter dafür hergeben. *(Homer Simpson)*

Ein Abstinenzler ist eine charakterschwache Person, die der Versuchung unterliegt, sich selbst ein Vergnügen zu versagen. *(Ambrose Bierce)*

Bier ist der überzeugendste Beweis dafür, dass Gott den Menschen liebt und ihn glücklich sehen will.
(Benjamin Franklin)

When we drink, we get drunk. When we get drunk, we fall asleep. When we fall asleep, we commit no sin. When we commit no sin, we go to heaven. So, let's all get drunk and go to heaven! *(Brian O'Rourke)*

Mir reicht ein Drink, um betrunken zu werden. Ich weiß nur nicht, ob's der dreizehnte oder vierzehnte Drink ist. *(Robert Burns)*

Sir, wenn Sie mein Ehemann wären, würde ich Ihren Drink vergiften. *(Lady Astor* zu Winston Churchill)

Madam, wenn Sie meine Ehefrau wären, würde ich ihn trinken. *(Winston Churchill* zu Lady Astor)

Auf den Alkohol – die Lösung und der Grund für alle Probleme des Lebens. *(Homer Simpson)*

Ein intelligenter Mann ist manchmal gezwungen, sich zu betrinken, um Zeit mit Narren zu verbringen. *(Ernest Hemingway)*

Eine Frau hat mich zum Trinken verführt, und ich besaß nie die Höflichkeit, ihr dafür zu danken. *(W. C. Fields)*

Du bist nicht richtig betrunken, solange du auf dem Boden liegen kannst, ohne dich fest zu halten. *(Dean Martin)*

Wenn Gott gewollt hätte, dass wir Wasser trinken, hätte er nicht 85 Prozent davon versalzen.

(Stephan Graf)

Der Katzenjammer nach den Festen kommt nicht von dem scharfen Zeug, das man getrunken hat, sondern von dem scharfen Zeug, das man gesagt hat.

(Jerry Lewis)

Alkohol ist keine Antwort, aber man vergisst beim Trinken die Frage. *(Henry Mon)*

Alkohol ist der einzige Feind, den der Mensch wirklich lieben gelernt hat. *(Robert Lembke)*

Alkohol konserviert alles, ausgenommen Würde und Geheimnisse. *(Robert Lembke)*

Das Leben ist eine Illusion, hervorgerufen durch Alkoholmangel. *(Charles Bukowski)*

Durch Alkohol bringt man sich auf Stufen der Kultur zurück, die man überwunden hat.

(Friedrich Nietzsche)

So geht es mit Tabak und Rum:
Erst bist du froh, dann fällst du um.

(Wilhelm Busch)

Bernhardiner ist das Letzte, was ich sein möchte.
Dauernd die Flasche am Hals, und niemals trinken
dürfen! *(Joachim Ringelnatz)*

Schade, dass man Wein nicht streicheln kann.
(Kurt Tucholsky)

Euch ist bekannt was wir bedürfen,
wir wollen starke Getränke schlürfen.
(Johann Wolfgang von Goethe)

Bier und Schnaps – die Getränke der Völker, denen
Nebel und Regen vertraut sind. *(Heinrich Heine)*

Kein Anblick ist so widrig für den verständigen
Mann, wie der eines Menschen, welcher sich durch
starke Getränke um Sinne und Vernunft gebracht hat.
(Adolf Freiherr von Knigge)

Die erste Pflicht der Musensöhne
Ist, dass man sich ans Bier gewöhne.
(Wilhelm Busch)

Es steckt mehr Philosophie in einer Flasche Wein als
in allen Büchern dieser Welt. *(Louis Pasteur)*

Goethe trank täglich mehr als zwei Liter Wein und
wurde über 80 Jahre alt. Und niemand sage, mit nur
einem Liter hätte er zweimal so viel geschrieben und
wäre doppelt so alt geworden. *(Gregor Brand)*

Lüge ist das Gesetz unseres Lebens, es gibt zwei Wege daraus. Alkohol ist der eine und Tod der andere.

(Tennessee Williams)

Kultur ist ein sehr dünner Firnis, der sich leicht in Alkohol auflöst. *(Aldous Huxley)*

Rotwein ist für alte Knaben eine von den besten Gaben. *(Wilhelm Busch)*

Bier als Wirtschaftsfaktor

oder: Zahlen, bitte!

Nun richten wir einmal den Blick darauf, was das Bier für die deutsche Volkswirtschaft bedeutet:

- 97 107 000 Hektoliter Bier wurden in Deutschland im Jahr 2003 konsumiert.
- 12 095 000 Hektoliter wurden exportiert. Die Hauptabnehmer (in Millionen Hektolitern):
  - Italien (2,6),
  - Großbritannien (1,5),
  - USA (1,5),
  - Frankreich (0,9),
  - Spanien (0,8),
  - Niederlande (0,7).

- 2 738 000 Liter wurden eingeführt. Warum auch immer, aber diese Zahl lass' ich gerade noch mal so durchgehen. Hier die drei Hauptquellen ausländischen Bieres (in Millionen Litern):
  - Dänemark 1,4,
  - Tschechien 0,7,
  - Benelux 0,3.
- 34 412 Beschäftigte standen 2003 in der Brauwirtschaft in Lohn und (z. T. auch flüssigem) Brot.
- 9 022 000 000 Euro Umsatz wurde eingefahren.
- 783 000 000 Euro wurden dem Staat als Biersteuern zur Verfügung gestellt, damit er sich solche Schildbürgerstreiche wie das Branntweinmonopol auch leisten kann. Aber das hatten wir ja schon.
- Im Jahr 2003 gaben die deutschen Brauereien insgesamt 336 Millionen Euro für Werbung aus. Zum Vergleich: Beim Wein waren es 24 Millionen, beim Sekt 48 Millionen und bei den harten Sachen immerhin 118 Millionen.
- 117,7 Liter Bier hat im Durchschnitt jeder Deutsche in 2003 getrunken. Macht 235,4 Flaschen, die wiederum in ca. 12 Bierkisten Platz finden.
- 145,9 Liter waren es noch im Jahr 1980. Was ist passiert? An den neuen Ländern kann es ausnahmsweise einmal nicht liegen, denn 1990 waren es immerhin noch 142,7 Liter. Mal ehrlich, waren *Sie* das? Sind *Sie* umgestiegen? Oder sind wir alle einfach nur ein bisschen vernünftiger geworden im Laufe der Zeit? Oder sind auch hier wieder die verflixten Alcopops schuld?

■ Deutschland liegt damit auf dem dritten Platz, EU-
weit. Nur die Iren und die Tschechen liegen vorn.
Übrigens, liebe Tschechen, Hut ab!

Land	Pro-Kopf-Verbrauch in Litern
Tschechien	**162,0**
Irland	118,0
Deutschland	117,7
Österreich	110,6
Luxemburg	106,6
Vereinigtes Königreich[1]	101,5
Dänemark	96,2
Belgien	96,0
Slowakei	91,0
USA	82,5
Finnland	80,2
Polen	80,0
Niederlande	78,7
Spanien	78,3
Litauen	75,5
Polen	70,0
Schweiz	58,7
Schweden	55,4
Norwegen	50,6
Griechenland	39,0
Frankreich	35,5
Italien	30,1
Türkei	11,5

[1] Dazu gehören England, Schottland, Wales und Nord-Irland, liebes
RTL2-Publikum!

Die größten Brauereien

oder: Namen, die man noch nie gehört hat!

Wie Sie ja wahrscheinlich schon wissen, wird Bier nicht nur in Deutschland gebraut. In der nachfolgenden Tabelle haben wir einmal aufgeführt, wo sonst noch auf der Welt mit einigem Erfolg Bier gebraut wird. Noch ein kleiner Tipp: Wenn Sie deutsche Brauereien suchen, dann schauen Sie doch besser in der zweiten Tabellenhälfte nach.

Rang	Brauerei	Land	Mio hl/ Jahr	In % Welt
1.	Anheuser-Busch	USA	152,0	10,3 %
2.	SAB Miller	Südafrika/ USA	137,8	9,3 %
3.	Heineken	Niederlande	99,0	6,7 %
4.	Interbrew	Belgien	97,9	6,6 %
5.	Carlsberg	Dänemark	88,8	6,0 %
6.	AmBev	Brasilien	67,4	4,6 %
7.	Modelo	Mexiko	41,9	2,8 %
8.	Coors	USA	38,6	2,6 %
9.	Tsingtao	China	32,6	2,2 %
10.	Scottish & Newcastle	Groß-britannien	31,8	2,2 %
33.	Holsten	Deutschland	8,8	0,6 %
35.	Radeberger	Deutschland	7,6	0,5 %
36.	Brau und Brunnen	Deutschland	7,2	0,5 %
40.	Bitburger	Deutschland	5,8	0,4 %

Übrigens, nur damit Sie mit der nachfolgenden Aufstellung nicht durcheinander kommen: Diese Tabelle zeigt die Zahlen des Jahres 2003. Unter anderem folgende Verschiebungen sind dort noch *nicht* berücksichtigt:

- Carlsberg hat Holsten übernommen.
- Bitburger hat Licher und König gekauft.
- Oetker hat Brau und Brunnen geschluckt.
- Interbrew und AmBev fusionierten zu InBev.

Tja, wie dem auch sei, aber international spielen einzelne deutsche Brauereien doch wohl eher eine

Platz	Unternehmen
1.	Oetker (Radeberger)
2.	Interbrew Deutschland
3.	Bitburger
4.	Heineken
5.	Carlsberg
6.	Warsteiner-Gruppe Hans Cramer
7.	Oettinger
8.	Krombacher Brauerei
9.	Bayerische Brauholding International
10.	Karlsberg Verbund
11.	Veltins

untergeordnete Rolle. Werten wir es als gutes Zeichen, dass bei uns offensichtlich eine Vielzahl großartiger Brauereien für ein breites Angebot sorgt und nicht ein paar Giganten alles beherrschen! Und auf diese vielen erfolgreichen Brauereien richten wir jetzt lieber den Blick. Allerdings fällt auch hier auf, dass die oft diskutierte und häufig beklagte Globalisierung offensichtlich auch auf dem deutschen Biermarkt um sich greift; die genannten Verschiebungen sind in dieser Tabelle bereits berücksichtigt.

bedeutendste Marken	Ausstoß (Mio. hl)
Radeberger, Binding, Schöfferhofer, Allgäuer Brauhaus, Sailer Bräu, Brau und Wohnungen Brunnen (incl. Jever, Berliner Pilsner, Tucher)	15,8
Beck's, Diebels, Gilde, Spaten-Franziskaner, Löwenbräu, Dinkelacker	14,2
Bitburger, Köstritzer, Wernesgrüner, Licher, König	8,8
Heineken, Bayerische Brauholding (incl. Paulaner, Kulmbacher-Gruppe), 50 % Karlsberg-Verbund Bier Deutschland	8,7
Carlsberg, Tuborg, Holsten-Gruppe, Hannen	6,8
Warsteiner, Paderborner, Isenbeck, Weißenburg, 50 % Schlossbrauerei Kaltenberg	6,0
Original Oettinger (Braustätten Oettingen, Gotha, Dessow, Schwerin, Mönchengladbach)	6,0
Krombacher, Rhenania Alt	5,4
Siehe (4.) Heineken	4,7
Trier Löwe, Becker Bier, Königsbacher, Nette	4,0
Veltins, V+	2,3

Größte Biermarken in Deutschland

oder: Von Gewinnern und Verlierern

Wieder eine Einschränkung vorneweg: Einige Zeit haben wir gebraucht, um zu entscheiden, ob wir Ihnen diese Aufstellung überhaupt zumuten können. Denn auch hier findet man nicht wenige sich heftig widersprechende Quellen. Deswegen bitten wir die geneigten Leser, dieser Tabelle mit gesundem Misstrauen zu begegnen. Die Anwälte der Brauereien, denen die einen oder anderen Zahlen nicht gefallen, bitten wir hiermit recht herzlich, von einer einstweiligen Verfügung abzusehen.

Folgendes ist unstrittig und hat sich wahrscheinlich auch schon herumgesprochen: Oettinger, das günstige Bier aus Bayern, hat sich an die Spitze katapultiert. Krombacher hat Warsteiner und Bitburger den Rang abgelaufen und gilt unter den Premiumbieren schon seit Längerem als die Nummer eins.

Bierausstoß in Millionen Hektolitern:

	1995	2000	2004
Oettinger	1170	2810	6400
Krombacher	4140	4790	4931
Bitburger	4104	4225	3983
Warsteiner	6002	5106	3617
Hasseröder	1455	2339	2284
Beck's	1604	1711	2266
Veltins	2270	2363	2140
Radeberger	1360	1996	1871

	1995	2000	2004
König	2182	2272	1815
Erdinger	1083	1373	1447
Jever	1362	1490	1221
Paulaner	k. A.	1067	1095
Diebels	1681	1472	1078

Was sonst noch so getrunken wird

oder: Bier, Wein, Sekt und Schnaps pro Kopf

Dass die Deutschen gerne Bier trinken, das haben wir ja nun schon ausführlich behandelt. Schauen wir doch mal, was im Bereich Alkoholika sonst noch so konsumiert wird (in Liter pro Einwohner).

	1999	2000	2001	2002	2003
Bier	127,5	125,5	122,4	121,5	117,5
Wein	18,0	19,0	19,8	20,3	19,8
Schaumwein	4,9	4,1	4,2	3,9	3,8
Spirituosen	5,9	5,8	5,8	5,9	5,9

Statistiken und wie man sie liest

oder: Lassen Sie uns mal rechnen …

Sie kennen sicher den berühmten Ausspruch »Traue keiner Statistik, die du nicht selbst gefälscht hast!«. Und wenn Sie gern den Wahrheitsgehalt dieser Aussage an einem realen Beispiel überprüfen möchten und einmal wissen möchten, wie es funktioniert, sich mit Hilfe einer korrigierenden Rechenoperationen selbst etwas vorzumachen, lassen Sie sich nun auf eine kurze Reise mitnehmen in die Welt der Bevölkerungsstatistiken, Mittelwerte und Dreisätze.

Ich hoffe, wir sind uns in folgenden Punkten einig: In Deutschland leben insgesamt ca. 82,5 Millionen Menschen. Auch einig darf man sich sein, dass ca. 12,1 Millionen jünger als 16 Jahre sind. Das bedeutet: Es bleiben 70,4 Millionen Menschen übrig, die für einen regelmäßigen Alkoholkonsum in Frage kommen. Willkommen also nun zum ersten Dreisatz: Wenn alle Deutschen im Durchschnitt 117,5 Liter Bier im Jahr konsumieren, wie viele Liter Bier pro Jahr trinken dann im Durchschnitt alle Deutschen, die älter als 15 Jahre sind? Ganz einfach, Sie erinnern sich, es müsste die siebte Klasse gewesen sein:

$$\frac{117{,}5 \text{ Liter} \cdot 82{,}5}{70{,}4} = 137{,}7 \text{ Liter}$$

Nun ist es aber auch unstrittig, dass unter der erwachsenen Bevölkerung in Deutschland Menschen leben, die kein Bier trinken. Wenn Sie einverstanden sind, dann nehmen wir für die Rechenoperationen einmal an, zwei Drittel der Deutschen würden regelmäßig Bier trinken. Das bedeutet für die durchschnittlich konsumierte Biermenge der Biertrinker was?

$$\frac{137,7 \text{ Liter} \cdot 100}{66,6} = 208,6 \text{ Liter}$$

Das heißt: Wenn man den durchschnittlichen Bier-Verbrauch aller Biertrinker berechnet, so kommt man an Stelle von 117,5 Litern auf die stattliche Summe von 208,6 Litern. Immerhin knapp 21 Kisten.
Wenn Sie zu den Menschen gehören, die noch vor kurzem deutlich über dem Schnitt lagen und nun deutlich unter dem Schnitt liegen, dann verstehen Sie, wie schön es sein kann, wenn man Statistiken nicht einfach so hinnimmt, sondern sich einmal die Mühe macht, ein bisschen weiterzurechnen. Aber denken Sie daran: Ihrem Körper, vor allem Ihrer Leber sind solche Rechenoperationen egal!

Alkoholkonsum in Europa

oder: Wo wird am meisten getrunken?

Sie erinnern sich sicher, dass bei dem Pro-Kopf-Bierkonsum die Tschechen so richtig weit vorne lagen. Jetzt könnte man natürlich versucht sein, ein ganzes Land zu diskreditieren und zu einem großen Kollektiv von Trunkenbolden abzustempeln. Aber – wie wir soeben gelernt haben, haben Statistiken in der Regel wie fast alle Dinge eine zweite Seite. Es könnte ja sein, dass die Tschechen überwiegend Bier und kaum sonstige alkoholische Produkte konsumieren. Also was tun? Die richtige Antwort lautet: Selbstverständlich eine andere Statistik zu Rate ziehen.

In der nachstehenden Tabelle ist EU-weit der Konsum von alkoholischen Produkten umgerechnet auf den Anteil reinen Alkohols. Und was sehen wir da? Die Luxemburger, dieses sympathische kleine Völkchen im Niemandsland zwischen Deutschland, Belgien und Frankreich, verantwortlich für Deutschlands größten privaten Fernsehsender und einige steuerrechtliche Strafsachen, liegt plötzlich ganz weit vorn. Und sogar Ungarn verweist die drei Bierländer Irland, Tschechien und Deutschland auf die Ränge.

Rang	Land	1999	2000	2001	2002
1	Luxemburg	12,9	13,2	12,4	11,9
2	Ungarn	10,6	10,9	11,1	11,1
3	Irland	9,6	10,7	10,8	10,8
4	Tschechien	11,0	11,0	10,9	10,8
5	Deutschland	10,6	10,5	10,4	10,4
6	Frankreich	10,7	10,4	10,5	10,3
7	Portugal	10,6	10,3	10,3	9,7
8	Spanien	9,9	9,8	9,8	9,6
9	Großbritannien	8,4	8,4	9,1	9,6
10	Dänemark	9,5	9,5	9,5	9,5

Rang	Land	1999	2000	2001	2002
11	Österreich	9,3	9,2	9,0	9,2
12	Zypern	7,1	7,4	7,9	9,1
13	Schweiz	9,2	9,2	9,2	9,0

Wer trinkt in Deutschland wie viel?

oder: Noch 'ne Statistik?

Ein Großteil der Menschen trinkt moderat, hat kein Alkoholproblem und wird wahrscheinlich auch nie eines bekommen. Aber wie viele Menschen in Deutschland trinken wie viel? Hier die Zahlen:

- 5,5 %: vollständig abstinent.
- 78 %: risikoarmer Konsum (Männer 0–30 g/Tag; Frauen 0–20 g/Tag).
- 11,7 %: riskanter Konsum (Männer 30–60 g/Tag; Frauen 20–40 g/Tag).
- 3,9 %: gefährlicher Konsum (Männer 60–120 g/Tag; Frauen 40–80 g/Tag).
- 0,7 %: Hochkonsum (Männer > 120 g/Tag; Frauen > 80 g/Tag).

Und? Zu welcher Gruppe gehören Sie?

Horrorgeschichten

*oder: Statistiken, die man nicht
schönrechnen kann*

- Im Jahr 2003 ereigneten sich in Deutschland 24 245 Unfälle, an denen alkoholisierte Menschen beteiligt waren. Dabei wurden 817 Menschen getötet. 89,1 % der alkoholisierten Unfallverursacher waren Männer, nur 10,9 % Frauen.

- Jährlich sterben ca. 42 000 Personen, deren Tod direkt (z. B. durch Alkoholmissbrauch) oder indirekt (z. B. durch einen alkoholisierten Unfallverursacher) in Verbindung mit Alkoholkonsum steht.

- Der Anteil alkoholbedingter Todesfälle an allen Todesfällen im Alter zwischen 35 und 65 Jahren beträgt bei Männern 25 % und bei Frauen 13 %.

- Volkswirtschaftliche Kosten: Die Kosten alkoholbezogener Krankheiten (ohne Kriminalität) werden pro Jahr auf ca. 20,6 Mrd. Euro geschätzt. Der größte Teil des volkswirtschaftlichen Schadens bezieht sich mit ca. 7 Mrd. Euro auf die alkoholbezogene Mortalität.

- Der Krankenhausstatistik des Jahres 1997 zufolge waren 2,0 % (Frauen: 0,9 %, Männer: 3,4 %) der stationären Behandlungsfälle dem Konsum von Alkohol allein und 3,5 % (Frauen: 1,4 %, Männer: 5,7 %) dem Konsum von Tabak und Alkohol zuzuschreiben. Berücksichtigt man weiterhin die bei alkohol- oder tabak-bezogenen Diagnosen um einen Tag erhöhte Liegedauer, ergeben sich für das

Jahr 1997 Behandlungskosten in Höhe von 2,7 Mrd. Euro.

- Arbeitsunfähigkeit und Invalidität wegen Alkohol-abhängigkeit oder -psychose werden in etwa 92 000 Fällen pro Jahr festgestellt. Zur Frührente kommt es bei etwa 6500 Fällen. In beiden Zahlen sind Fälle aufgrund anderer Krankheiten, die sich in Folge des Alkoholkonsums entwickeln, nicht enthalten.

- Schätzungsweise jedes 350. Neugeborene kommt in der Bundesrepublik mit einer unheilbaren Krankheit zur Welt – der Alkohol-Embryopathie (AE): zu klein und zu leicht, mit Fehlbildungen im Gesicht und Störungen im Gehirn. Bei etwa 30 000 jungen Menschen hierzulande ist die Chance auf ein normales Leben schon im Mutterleib ertränkt worden.

Teil 9
Eine Umfrage

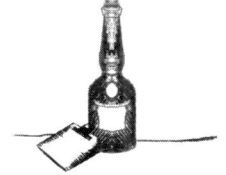

Eine Umfrage erfasst
Volkes Stimme

oder: »Na, mal Hand auf's Herz!«

Wie wir alle wissen und nahezu täglich in den Medien erleben können, gibt es in unserer Zeit im nichtspirituellen Bereich nur noch eine einzige und absolute Wahrheit. Diese wird hergestellt, indem man eine ausreichende Menge zufällig ausgewählter Menschen nimmt, ihnen Fragen stellt und die Antworten vorschriftsmäßig auszählt. Die Ergebnisse solcher Meinungsumfragen bestimmen nicht nur das Warenangebot in den Supermarktregalen oder das Fernsehprogramm, sondern nicht selten auch das Tagesgeschäft in der Politik. Was läge also näher, als das vorliegende Kompendium durch eine eigens zu diesem Zweck durchgeführte Umfrage abzurunden?

Insgesamt haben wir knapp über 300 Menschen im Alter von 15 bis 45 Jahren eine handverlesene Auswahl von Fragen vorgelegt. Was herauskam? Spannende Ergebnisse.

Wer sich gern mal einen trinkt

oder: Protagonisten des Alkoholkonsums

Um die Testpersonen nicht sofort mit der Bitte um persönliche Bekenntnisse zu überrumpeln, legten wir zu Beginn des Interviews einige unverfängliche Fragen vor. Die erste war:

Nennen Sie uns bitte einmal nationale oder internationale Prominente, die Sie ganz spontan mit Alkoholkonsum in Verbindung bringen!

Die Ergebnisse waren zum Teil wirklich zu erwarten, zum Teil bargen sie tatsächlich auch ein paar Überraschungen. Hier die Antworten (nach Häufigkeit der Nennungen in Prozent) auf die Frage:

Harald Juhnke	78,9	David Hasselhoff	3,7
Robbie Williams	11,1	Courtney Love	3,7
Britney Spears	10,7	Prinz Ernst August	3,3
Boris Jelzin	7,0	Udo Lindenberg	3,3
Nadja abd el Farragh	4,8	Gerhard Meyer-	
George W. Bush	4,8	Vorfelder	3,0
Ozzy Osbourne	4,8	Prinz Harry	2,6
Nick Nolte	4,4	Heiner Lauterbach	2,2
Dean Martin	4,1	Liza Minnelli	2,2
Martin Semmelrogge	3,7	Liz Taylor	2,2

Alles in allem kaum eine Überraschung in dieser Aufstellung, nur die arme Britney Spears scheint ein Opfer der zum Befragungszeitpunkt stattfindenden medialen Berichterstattung gewesen zu sein. Eine Blitzheirat im Suff und ein paar Fotos, die sie mit einer Bierdose in der Hand auf der Straße zeigen, schlagen hier offensichtlich relativ deutlich durch. Der mittlerweile verstorbene Harald Juhnke führt mit weitem Abstand diese Liste an; sein jahrzehntelanges Alternieren zwischen Totalabstürzen, verzweifelten Versuchen der Verharmlosung und auch längeren abstinenten Phasen zeigt hier deutlich seine Wirkung.

Unter »ferner liefen« hätten wir noch folgende Protagonisten im Angebot, und kaum einer ist ohne Grund dabei: Joe Cocker, Gunter Gabriel, Roberto Blanco, Larry Hagman (J. R. Ewing), Drew Barrymore, Richard Burton, Bernd Tewaag (Sohn von Uschi Glas), Colin Farrell, Udo Lattek, Johnny Cash, Ernest Hemingway, Janis Joplin, Frank Sinatra, Keith Richards, Melanie Griffith, Homer Simpson, Anthony Hopkins, Liam Gallagher, Roy Black, Charles Bukowski, Jennifer Nitsch, Axl Rose und sein Ex-Kumpel Slash, KidRock, Macauly Culkin, Otto Sander und Ziehsohn Ben Becker, Jan Ullrich.

Und dann haben wir für Sie noch einmal ein paar Personen notiert, die aus völlig unerfindlichen Gründen genannt wurden: Edmund Stoiber, Heinz Erhard, Axel Schulz, Günter Netzer, Hugh Grant, Oliver Bierhoff, Henry Maske. Haben wir da etwas verpasst?

Der Umgang mit Alkohol

oder: Die wirklich interessanten Fragen

So, nun zur Sache. Was uns natürlich wirklich interessiert hat, war herauszufinden, wie unsere Befragungsteilnehmer selbst mit dem Alkohol umgehen. Der Rausch, bei ausgiebigem Genuss die zwangsläufige Folge, wird von vielen Menschen unterschiedlich betrachtet. Die einen meiden ihn wie die Pest, die anderen nehmen ihn in Kauf und wiederum andere betrachten ihn als netten (Neben-)Effekt des Konsums hochgeistiger Getränke.

Die Frage: »Manchmal kann es ja passieren, dass man nach dem Konsum von Alkohol einen handfesten Rausch hat. Wie stehen Sie dazu?«

	Gesamt	Frauen	Männer
Ich kann mich nicht erinnern – kommt so gut wie nie vor.	24,7	35,5	11,9
Das ist für mich das Allerschlimmste – ich hasse es, betrunken zu sein.	13,1	16,6	9,1
Das kann schon mal passieren, aber in der Regel passe ich auf, dass ich nicht zu viel trinke.	36,2	34,3	38,5
Das kommt vor, und damit habe ich, wenn es vorkommt, kein Problem.	20,2	10,1	32,2

	Gesamt	Frauen	Männer
Ganz ehrlich? Ich finde, der Satz »Halb betrunken ist rausgeschmissenes Geld« hat einen gewissen Wahrheitsgehalt.	5,8	3,6	8,4

Erstaunlich. Gut ein Viertel aller Befragten scheint sich auf den ersten Blick mit dem Thema Rausch ziemlich gut auszukennen. In der Tendenz weniger überraschend, in der Deutlichkeit doch ziemlich auffällig: Die Männer sind eindeutig (aber wissen wir ja schon lange) die schlimmeren Finger. Warum das so ist? Nun, mag sein, dass sie sich unter Alkoholeinfluss der so sehnsüchtig herbeigewünschten Rolle als Bester, Schnellster und Tollster näher fühlen als im nüchternen Zustand. Auf der anderen Seite mag es auch sein, dass ihnen der Konsum alkoholhaltiger Getränke das Zusammenleben mit dem weiblichen Geschlecht, zu dem sie ja zum überwiegenden Teil von der Natur bestimmt wurden, leichter macht.

Leider führt ein handfester Rausch nicht selten zu Ausfallerscheinungen, die dann im weniger folgenreichen Fall lediglich die Befindlichkeit der darauf folgenden Tage trüben können. Wir haben unseren Befragten eine Liste möglicher Patzer vorgelegt und sie gefragt, mit welchen der unterschiedlichen Varianten sie ihre Umwelt konfrontiert, amüsiert oder schockiert haben.

Frage: »Wenn man mal ein Gläschen zu viel trinkt, dann kann das schon mal dazu führen, dass man sich anders verhält als im nüchternen Zustand. Wir möchten Sie jetzt bitten, sich einmal an die letzten 12 Monate zu erinnern. Ist Ihnen in diesem Zeitraum etwas von dem Nachstehenden passiert?«

Ich habe …	Gesamt	Frauen	Männer
… ein (unfreiwilliges) Nickerchen in Gesellschaft anderer gemacht.	10,4	4,4	17,8
… einer Person endlich einmal gesagt, was ich wirklich von ihr halte.	14,6	11,9	17,8
… nicht mehr so hundertprozentig gewusst, wie ein Abend zu Ende gegangen ist.	32,3	22,0	45,0
… mich richtig böse mit jemandem zerstritten.	4,5	3,1	6,2
… deutlich zu viel Zuneigung zu einer anderen Person entwickelt.	26,0	19,5	34,1
Nein, nichts davon	49,7	59,7	37,2

Erschreckend: Fast jeder zweite Mann hatte im vergangenen Jahr schon einmal einen Filmriss oder schrammte knapp an ihm vorbei! Nur ein gutes Drittel hat sich so gut im Griff, dass nichts Derartiges vorgekommen ist – immer natürlich vorausgesetzt, die Testpersonen haben auch alle ehrlich geantwortet.

Dass der Alkohol die zwischenmenschlichen Beziehungen erleichtern kann, wissen wir bereits. Jetzt wissen wir auch, dass sich rund ein Drittel aller Männer und ein Fünftel aller Frauen daran erinnern können, diese Funktion des Alkohols über Gebühr in Anspruch genommen zu haben.

Skandalös: Knapp 18 Prozent aller Männer gaben an, die ultimative Selbstschutzfunktion des Körpers bemüht zu haben und durch einen Wechsel in Morpheus' Arme dem Trinken und Danebenbenehmen ein mehr oder weniger unfreiwilliges Ende bereitet zu haben.

Wenn wir der zwangsläufigen Chronologie übermäßigen Alkoholkonsums folgen, so steht nun logischerweise der Tag danach auf dem Programm. Was tut man denn nun, um den Kater zu bezwingen? Die Frage lautete: »Manchmal bringt ja der handfeste Rausch einen Kater mit sich. Was tun Sie dann?«

	Gesamt	Frauen	Männer
Kopfschmerztabletten sind eher die Regel als die Ausnahme.	18,4	20,8	15,5
Viel Cola, Mineralwasser o. Ä. trinken.	43,8	35,8	53,5
Ich habe dann oft Appetit auf Salziges und/oder Fettiges.	17,0	17,0	17,1
Ein Magenbitter hilft mir weiter.	0,7	0,0	1,6
Ich vertraue auf die alte Volksweisheit: »Man macht mit dem weiter, womit man aufgehört hat.«	2,4	0,0	5,4

	Gesamt	Frauen	Männer
Rennie räumt den Magen auf.	1,0	0,0	2,3
Viel frische Luft tanken.	36,5	26,4	48,8
Einfach still vor mich hin leiden.	30,9	25,8	37,2
Keine Ahnung – hab nie einen Kater.	22,6	28,9	14,7

Ein klares Bild: Männer sind – entgegen der landläufigen Meinung – wenigstens in diesem Zusammenhang eindeutig leidensfähiger. Ein gutes Drittel leidet still vor sich hin, bei den Frauen entscheidet sich nur ein Viertel für diese selbstkasteiende Variante der Folgenbewältigung. Dafür greifen sie dann doch häufiger zur Kopfschmerztablette als die Herren der Schöpfung.

Eine weitere Frage bestätigte das zu erwartende Bild: Männer trinken deutlich mehr als Frauen, lassen Sie uns doch noch einmal darauf hinweisen. Was auch niemanden überrascht wird: Männer trinken viel mehr Bier als Frauen. Beim Wein ist das Verhältnis nahezu ausgeglichen. Offensichtlich scheint das auch in Film und Fernsehen so häufig bemühte Klischee zu stimmen: Abends, im Extremfall vor dem prasselnden Kamin, trinkt man mit der Partnerin ein gepflegtes Glas Wein, und wenn man sich mit den Kumpels trifft und die (Kron-)Korken knallen lässt, so greift man wie selbstverständlich zum Bier.

Man muss schon genau hinschauen, aber wenigstens ein einziges Mal liegen die Frauen, wenn auch nur hauchdünn, vor den Männern: Beim guten alten Sektchen haben die Damen knapp die Nase vorn.

Wie wir alle wissen, macht ja bekanntlich die Gelegenheit den Dieb. Wann wird denn nun zum Glas gegriffen? Frage: »Denken Sie einmal an die vergangenen 30 Tage. Zu welchen Gelegenheiten haben Sie in diesem Zeitraum Alkohol (auch kleinere Mengen) konsumiert?«

	Gesamt	Frauen	Männer
Gar nicht	8,3	10,1	6,2
Außerhalb in Kneipe / Restaurant / Kino / Weihnachtsmarkt	47,9	38,4	59,7
Urlaubsreise	6,9	3,8	10,9
Anstoßen im Büro / während der Arbeitszeit	8,0	6,3	10,1
Party / Feier in der Freizeit	69,1	61,0	79,1
Regelmäßig wiederkehrender Anlass (Kegeln, Besuch von Sportveranstaltungen)	4,9	0,6	10,1
Zuhause zum Essen	30,6	23,9	38,8
In Gesellschaft von Freunden / Familie (ohne Party)	47,6	42,8	53,5
Allein, einfach mal so	17,0	10,1	25,6

Wie man es schon erwarten durfte, hier liegen die geselligen Anlässe natürlich ganz weit vorn. Im

Alleinetrinken sind wieder einmal die Männer diejenigen, die das Bild bestimmen – jeder Vierte pflegt diese Eigenart. Auf der anderen Seite hat nur jede zehnte Frau nach eigenen Angaben in den vergangenen 30 Tagen einmal oder häufiger allein zu Hause Alkohol getrunken. Wahrscheinlich ist dieser Prozentsatz allein deswegen so gering, weil die Herren immer gleich mittrinken, wenn die Damen ein Fläschchen öffnen.

Nun ist es natürlich nicht nur interessant, zu welchen Gelegenheiten Menschen zu alkoholischen Produkten greifen. Mindestens genauso wichtig ist die Frage, wie oft sie es tun. Hier die Antworten auf die Frage: »Wie häufig trinken Sie Alkohol (auch kleinere Mengen)?«

	Gesamt	Frauen	Männer
Häufiger als zweimal in der Woche	14,9	6,3	25,6
Ein- bis zweimal in der Woche	22,2	15,7	30,2
Ein- bis zweimal in 14 Tagen	15,6	12,6	19,4
Ein- bis zweimal im Monat	15,3	20,8	8,5
Ein- bis zweimal im Quartal	12,2	15,7	7,8
Seltener	14,2	22,0	4,7
Nie	5,9	6,9	4,7

Immerhin: Deutlich mehr als die Hälfte aller befragten Männer haben angegeben, einmal wöchentlich oder sogar häufiger Alkohol zu konsumieren. Bei den Frauen, die sich hier wieder einmal als viel vernünftiger darstellen, ist es nur jede Fünfte, die mindestens einmal in der Woche Alkohol trinkt.

Die nächste Frage lassen wir einfach mal so unkommentiert im Raum stehen: »Ohne dass wir Sie dazu verleiten möchten: Sie könnten ja theoretisch mehr trinken, als Sie es zurzeit tun. Warum trinken Sie nicht mehr Alkohol, als Sie es zurzeit tun?«

	Gesamt	Frauen	Männer
Aus Angst, meinen Körper zu schädigen	32,6	29,6	36,4
Aus Rücksicht auf meine Partnerschaft / Familie	11,5	8,2	15,5
Aus Angst, süchtig zu werden	14,6	10,7	19,4
Mehr schmeckt mir einfach nicht	56,6	65,4	45,7
Mir fehlt manchmal einfach die Gelegenheit	22,6	25,2	19,4

Spannende Antworten, nicht wahr? Jede zehnte Frau, aber jeder fünfte Mann trinkt darum nicht mehr Alkohol, weil er Angst hat, süchtig zu werden! Und jeder vierten Frau fehlt schlichtweg die Gelegenheit zum Mehr-Trinken! Kann man denn da nichts machen?

Wie wir bereits einige Kapitel zuvor beschrieben haben, gibt es zahlreiche mehr oder weniger seriöse Quellen, die den täglichen Konsum von Alkohol in geringen Mengen als gesundheitsfördernd beschreiben. Nun wollten wir von unseren Testpersonen wissen, wie sie dazu stehen. Frage: »Zu ,einem Gläschen täglich' gibt es ja die unterschiedlichsten Meinungen. Welche Aussage trifft Ihre Meinung am besten?«

	Gesamt	Frauen	Männer
Ist eher ungesund als gesund.	39,7	51,2	25,4
Weder noch / kann ich nicht sagen	47,9	41,4	56,2
Ist eher gesund als ungesund	12,3	7,4	18,5

Nur ganz wenige, wahrscheinlich diejenigen, die dem Stoff ohnehin überproportional zugeneigt sind, glauben an (oder hoffen auf?) eine gesundheitsfördernde Wirkung.

Alkohol am Steuer ist nicht gut. Darüber sind wir uns ja hoffentlich einig. Nun gibt es bekanntlich in Deutschland eine 0,5-Promille-Grenze. Böse Zungen behaupten, dass es diese nur gibt, damit der Staat bei den Autofahrern abkassieren kann, die versuchen, sich dieser Grenze so weit es eben geht zu nähern, dabei aber über das Ziel hinausschießen und zu Promillesündern werden. Weniger böse Zungen halten diese Regelung für richtig, damit man wenigstens einen Drink zu sich nehmen kann, und danach trotzdem noch ein Fahrzeug lenken darf.

Die Alternative wäre eine 0,0-Promille-Grenze. Niemand käme in die Versuchung, sich auf das dünne Eis der allmählichen Grenzannäherung zu begeben und ein geringfügiges Überschreiten vielleicht dann doch im Zuge der allmählichen Enthemmung in Kauf zu nehmen. Auf der anderen Seite würde natürlich auch die Freiheit der betroffenen Menschen – objektiv betrachtet – eingeschränkt. Und? Wie denken unsere Testpersonen darüber? Frage: »Was halten Sie von einer 0,0-Promille-Grenze beim Autofahren?«

	Gesamt	Frauen	Männer
Finde ich schon lange richtig.	40,6	39,6	41,9
Habe ich kein Problem mit, dieses Prinzip gilt für mich ohnehin.	62,5	64,2	60,5
Finde ich nicht erforderlich, die derzeitige Regelung reicht doch völlig aus.	17,0	11,4	24,0

Übrigens: Hier waren Mehrfachnennungen möglich, daher sind Summen in den Spalten größer als 100. Erstaunlich: Nur eine Minderheit spricht sich gegen eine 0,0-Promille-Grenze aus. Wir ersparen es uns und Ihnen, erneut auf den Unterschied zwischen Männern und Frauen einzugehen. Sie sehen ja selbst …

Wir kommen nun zur letzten Frage. Jetzt geht's ans Eingemachte: Wie beschreiben die Testpersonen ihren eigenen Alkoholkonsum? Sie, sehr verehrte Leserin, sehr geehrter Leser, werden sich mit Sicherheit im Laufe der Lektüre dieses Buches schon ein Bild gemacht haben, zu welcher Gruppe Sie gehören. Schauen Sie doch einmal, wie viele unserer Testpersonen sich so eingeschätzt haben wie Sie. Frage: »Hand aufs Herz: Welche Aussage trifft auf Sie am ehesten zu?«

	Gesamt	Frauen	Männer
Ich habe mit Alkohol absolut kein Problem und werde todsicher auch nie eines haben.	75,3	83,0	65,9
Es könnte schon ein bisschen weniger sein.	11,1	7,5	15,5
Also manchmal habe ich schon ein schlechtes Gewissen.	9,4	5,7	14,0
Wenn ich richtig darüber nachdenke, muss ich, glaube ich, aufpassen.	2,8	2,5	3,1
Ganz ehrlich? Manchmal glaube ich, ich könnte ein Problem haben.	2,1	0,6	3,9

Nicht ohne Stolz weisen wir mit Nachdruck darauf hin, dass sich unsere erhobenen Daten ziemlich genau mit den Erhebungen der deutschen Gesellschaft für gesundheitliche Aufklärung decken.

Und die Moral von der Geschicht' …

So. Das war's.

Und? Hat es Ihnen gefallen? Na ja, immerhin sind Sie jetzt bis hierhin gekommen und lesen sogar noch das Nachwort. Das werte ich einfach mal als gutes Zeichen.

Ich hoffe, ich habe Ihnen nicht den Appetit verdorben. Es sei denn natürlich, es wäre besser so.

Was haben wir nun gelernt? Erstmal, dass es sich bei unserem Thema offensichtlich um ein ziemlich spannendes handelt. Wir haben uns hier mit einem Stoff auseinander gesetzt, der es im wahrsten Sinne des Wortes in sich hat. Fest steht: Hätte die Evolution (oder auch Gott, wenn Sie so mögen) nicht vor Urzeiten diese eigenartige Idee gehabt, kleinen Sporen eine so weit reichende Aufgabe zu übertragen, die Welt wäre wahrscheinlich nicht die, die sie ist.

Viele Menschen hätten sich wahrscheinlich gar nicht kennen gelernt, und viele wären vielleicht gar nicht erst geboren worden. Aber ebenfalls viele wären eben auch nicht zu früh gestorben. Viele Freundschaften wären gar nicht erst entstanden, und andere hätten sicher länger gehalten. Viele Verbrechen wären nicht begangen worden, aber auch viele schöne Momente hätte es nicht gegeben oder sie wären vielleicht nicht ganz schön geworden.

Sicher, die eine oder andere böse Zunge könnte behaupten, wir hätten hier eine Lobeshymne auf den Alkohol, den Rausch und das Laster verzapft. Aber wer das ganze Buch gelesen hat, kommt hoffentlich zu einem anderen Schluss. Fakt ist: Wir wollten mindestens in gleichem Maße unterhalten wie aufklären, informieren und helfen. Und wie immer, wenn man mehrere ehrgeizige Ziele gleichzeitig verfolgt, bleibt das eine zu Gunsten des anderen mal mehr, mal weniger auf der Strecke.

Hauptsache ist: Ihnen hat's gefallen.

Und die Moral von der Geschicht': Lassen Sie's sich schmecken, aber übertreiben Sie's nicht.

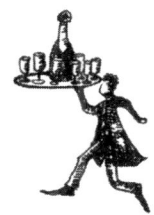

Peter Kruck sagt Danke sehr …

Zuerst ist die Liebe meines Lebens dran, meine Ehefrau. Simone, ich danke dir für unser wunderschönes Leben und wünsche mir, dass es für immer so bleibt, wie es jetzt ist. Gut, dass Du mein Gerede über die Idee zu diesem Buch wohl nicht mehr hören konntest und gesagt hast: »Jetzt schreib's doch endlich!« Und ich hab gehorcht. Ohne deine Unterstützung hätte ich das sicher nicht hinbekommen.

Und dann hätten wir da noch meinen Freund und Ko-Autor Nils Rimkus, den besten Schreiberling, den ich kenne. Ein Mann, der das Spiel mit dem geschriebenen Wort so sehr liebt, wie er es beherrscht, und der in der Lage ist, mit bloßem Auge aus drei Metern Entfernung zwei Leerzeichen zwischen zwei Worten auszumachen, wo nur eines hingehört.

Dann gebührt mein Dank noch all jenen, die mich in den vergangenen Dekaden bei der intensiven Recherche zum Thema tatkräftig unterstützt haben. Es wurde mir untersagt, Namen zu nennen, aber wer sich angesprochen fühlt, wird schon wissen, warum!

Und schließlich, denn das Beste hebt man sich ja bekanntlich immer bis zum Schluss auf, möchte ich meinen Eltern Paul und Rosmarie Kruck, oder, wie ich sie nenne, Mama und Papa, danken. Und zwar nicht zuletzt auch dafür, dass sie mich so prima hinbekommen haben.

Register